Dr Arnaud Cocaul et
Marie Belouze-Storm

Mincir après 40 ans

MARABOUT

sommaire

57 Questions « régime »

123 Questions « silhouette »

Le poids des ans

Avoir 40, 45, 50 ans, la belle affaire ! Quoique, en y réfléchissant bien... Aujourd'hui vous vous sentez jeune et en harmonie avec vous-même, pourtant, le fait est indéniable, vous êtes dans une décennie porteuse d'importants changements physiques et psychologiques. De plus, se profilent les inévitables bouleversements hormonaux qui ont la réputation justifiée de n'épargner personne et encore moins la silhouette.

Question kilos, il se peut que vous viviez sur votre acquis si vous avez la chance de ne jamais avoir eu de problème de poids (c'est rare mais ça existe !). Cependant, il va falloir renoncer à votre belle insouciance. Même si vous n'y êtes pas encore habituée, il faudra désormais vous surveiller sous peine d'avoir à lutter contre les kilos dans un futur proche : pourquoi ?

Parce que, avec l'arrivée de la périménopause (pouvant survenir à partir de 45 ans ou même avant si elle est « précoce »), vos hormones vont se mettre à jouer le yo-yo ! Conséquences fâcheuses pour nombre d'entre nous :

• un accroissement de l'appétit, souvent pour compenser une humeur fluctuante liée à une déprime de cause hormonale;

• une modification de la silhouette, désormais sujette à une répartition différente des graisses, lesquelles ont tendance à migrer des hanches vers la taille ;

• une perte musculaire, lot de toutes les femmes ;

• un ralentissement du métabolisme, phénomène qui n'épargne personne, même pas les hommes.

Résultat conséquent : si l'on mange autant qu'à 20 ans, on prend du poids sans avoir eu le temps de comprendre pourquoi ! Hélas, 50 % des femmes prennent au moins 3 kg à cette période de leur vie – ce qui veut dire que les autres en prennent davantage ! Et si, en plus, comme le commun des mortels, vous faites partie de la catégorie qui a accumulé un peu ou même beaucoup de kilos en trop, là il faut vraiment réagir.

Quel que soient votre profil et les causes de votre surpoids, kilos dits « de confort », kilos dus aux grossesses, aux erreurs diététiques, aux bons petits dîners ou bien au stress d'une vie active (le stress favorise la prise de poids), ne baissez pas les bras.

Il est temps de réviser vos classiques diététiques, de changer vos habitudes en faisant du sport et de vous occuper un peu plus de vous. Mince, belle et musclée, folle et sage à la fois, vous pouvez tout avoir, car votre seconde demi-vie commence après 40 ans !

Chapitre 1
Questions « poids »

Prendre du poids en prenant de l'âge, serait-ce une fatalité ou bien une donnée maîtrisable ? Question primordiale car – c'est un fait – tout le monde souhaite rester mince ou le devenir et, en plus, être en bonne santé. En effet, sans compter les critères esthétiques d'une société qui ne tolère pas la volupté des formes, l'on sait maintenant qu'un surpoids important favorise nombre de maladies graves : être mince fait désormais partie de la prévention.

Quel est le poids auquel on peut s'accepter et quel est celui qui est acceptable ? Comment prévenir le surpoids et perdre le surplus ? Les traitements hormonaux de substitution font-ils grossir ? Pourquoi a-t-on l'impression que plus les années passent, plus il est difficile de maigrir ? Être mince, est-ce l'ultime bien-être ? Des questions à prendre en compte avant de se lancer dans un énième régime.

La chasse aux mythes : « Je ne comprends pas ce qui m'arrive »

↘ Vraies raisons, fausses excuses et idées reçues

Vous grossissez sans comprendre pourquoi ? Un petit examen de conscience peut alors s'avérer nécessaire. Comme vous n'êtes sans doute pas une exception médicale, il est peu probable que vos problèmes de poids soient impossibles à surmonter ! Être lucide, ne pas se cacher derrière des faux-semblants et assumer sa responsabilité quant à son poids, voilà le premier pas vers la minceur.

↘ C'est la faute aux hormones !

Les hormones ne sont pas forcément coupables de tous les maux ; la preuve au cas par cas :

Si vous prenez la pilule, elle n'est pas à elle seule une excuse valable pour prendre du poids. Il n'a jamais été prouvé que la pilule contraceptive faisait grossir, *a fortiori* les pilules mini-dosées.

Si vous êtes sujette au syndrome prémenstruel avant les règles et que vous grossissez, il s'agit d'une prise de poids provisoire, parfois 2 ou 3 kg dus à une rétention d'eau. Certaines femmes ressentent aussi une augmentation de l'appétit avec une prédilection pour les aliments sucrés dans les jours qui précèdent les règles (attention, dans ce cas, les kilos acquis ne sont pas provisoires).

Le syndrome prémenstruel se gère avec la prise de progestérone en comprimés, prescrite par votre gynécologue, du 16e au 26e jour du cycle.

Quant aux hormones au moment de la périménopause et de la ménopause, elles ne sont pas directement responsables de la prise de poids, d'autres facteurs rentrent en ligne de compte (voir plus loin).

↘ Je ne mange pas beaucoup mais je grossis

Si vous notez au jour le jour tout ce que vous mangez, vous aurez sans doute quelques surprises. Une bouchée par-ci, une autre par-là, certaines personnes n'ont absolument pas conscience de la quantité de calories qu'elles avalent quotidiennement.

D'autres n'ont aucune idée de ce que représente une portion dite « normale », 100 ou 220 g de pommes de terre à l'eau, additionnés de 10 ou 40 g de beurre avec la sole du déjeuner… pas de doute, ce n'est pas tout à fait pareil ; on peut donc présumer qu'à long terme, la différence se chiffrera en kilos.

↘ J'aime trop manger, c'est un problème

Vous aimez trop manger ou vous aimez manger trop ? Pour vous, se nourrir et se remplir, même combat ? Croyez-vous vraiment que les obèses soient des gourmets ? À votre avis, qu'est-ce qui fait grossir : se jeter sur un paquet de chips ou préparer un plat sophistiqué et le déguster d'abord des yeux ?

Il n'y a de problème que dans votre tête : aimer manger ne veut pas dire privilégier les aliments gras, alors place aux arômes, à la créativité et à la légèreté !

LA PÉRIMÉNOPAUSE N'EST PAS UNE MALADIE !

Il faut garder présent à l'esprit que la périménopause est un processus normal, et non pas une maladie qui demande à être traitée en tant que telle.
Les ovaires ralentissent mais ne s'arrêtent pas totalement ; de plus, la nature est bien faite, un corps de femme est programmé pour fabriquer des œstrogènes, de la progestérone et de la testostérone à partir d'autres sites que les ovaires. Des hormones sont ainsi produites depuis la graisse corporelle, la peau, le cerveau, les glandes surrénales et même les nerfs périphériques !

Doit-on s'attendre à prendre du poids avec les années ?

L'équilibre pondéral

En théorie et en théorie seulement, l'organisme est une merveille d'équilibre car le poids est une constante stable. Cette constance est un prodige de la nature, elle signifie un équilibre parfait entre les entrées et les sorties. Prenez l'exemple des animaux non domestiques, ils gardent un poids constant toute leur vie. Nous autres humains avons perdu le mode d'emploi, même notre chien a tendance à s'empâter !

Mode de vie, sédentarité, excès de gras et de sucre, tout pousse au déséquilibre. L'équilibre de notre poids est fragile. Par exemple, un seul morceau de sucre en trop chaque jour pendant trente ans conduirait à prendre 20 kg si une perte d'énergie équivalente n'intervenait. En vérité, nous consommons beaucoup plus d'énergie pour la satisfaction de nos sens que pour notre organisme, tendance qui ne s'amenuise pas forcément en prenant de l'âge. Or, en période d'abondance et en l'absence d'efforts physiques importants, les calories alimentaires prises en excès (que ce soient lipides, protéines ou glucides) sont emmagasinées sous forme de lipides ou réserves de graisses du tissu adipeux.

STRATÉGIE D'ADAPTATION

Ce ne sont ni les bonnes résolutions du premier jour de l'an, ni le « journal de Bridget Jones », mais tout simplement une nouvelle façon d'être, pour vraiment se donner les moyens de se plaire et d'être en forme. Certes, cela demande un certain engagement ; en tout cas, ça ne coûte rien d'essayer !

- « Je vais perdre mes kilos superflus, tout en me réconciliant avec la nourriture, et je ne les reprendrai pas. »
- « Je vais adapter mon alimentation à mes besoins, pour rester en bonne santé. »
- « Je vais me faire plaisir en pratiquant les sports que j'aime. »
- « Je vais écouter mes besoins physiques et psychologiques pour être en harmonie avec moi-même. »
- « Je vais lutter contre toute pensée négative et jouir de la vie à chaque instant. »

L'ensemble des processus de mise en réserve et de libération des nutriments s'adapte aux besoins métaboliques du moment. Par exemple, si vous pratiquez un sport d'endurance, vous mobilisez votre énergie de réserve, donc vous brûlez votre graisse. Chez une personne non obèse, ces réserves lipidiques sont estimées à 100 000 kcal – de quoi courir quelques marathons sans être à court de carburant !

D'autre part, la régulation du poids se fait au travers des variations énergétiques internes. Le corps envoie des signaux qui lui indiquent ses propres besoins. Lorsqu'un enfant n'a plus faim, il s'arrête de manger. Perdrions-nous cette aptitude au fil des ans ?

↘ Le poids des ans

Généralement, on ne prend pas du poids massivement, sauf lors d'une réaction dépressive ou une maladie particulière. L'embonpoint intervient progressivement, de 20 à 60 ans : preuve qu'il est dû à notre mode alimentaire et à notre mode de vie sédentaire. Or, il est possible de perdre ce surpoids, mais surtout d'éviter de le prendre.

Avant la périménopause, il est temps de faire attention à sa ligne en prenant les mesures qui conviennent (voir au fil du livre). En effet, tant que les ovaires produisent des hormones, le tissu adipeux, qui possède des récepteurs d'œstrogènes, se localise de préférence sur les cuisses, les hanches et les fesses. Ce n'est pas une consolation mais c'est dans l'ordre des choses.

LA PÉRIMÉNOPAUSE, C'EST QUAND ?

D'après les statistiques, l'âge moyen des premiers symptômes de la péri- ménopause se situe à 45,5 ans. Plus marginalement, 5 % des femmes en ressentent les effets avant 39 ans et 5 % autour de 51 ans.
Cette période est une transition qui peut durer plusieurs années, entre 2 et 8 ans. Les femmes dont les règles s'arrêtent brutalement représentent une minorité (10 % des cas).
Dès l'âge de 44 ans, beaucoup de femmes commencent à avoir des règles moins ou plus abondantes que d'habitude et des cycles plus courts ou plus longs, ainsi que des cycles irréguliers (pour 80 % des femmes).

À la périménopause, les hormones féminines ne sont plus fabriquées dans les proportions idéales. L'hypophyse stimule de manière exagérée la production d'œstrogènes, et cette surstimulation conduit à faire grossir cuisses et fesses.

En outre, à l'arrêt définitif des règles, c'est le ventre qui se met à grossir alors que cuisses et fesses « s'estompent » progressivement. La production de testostérone, hormone mâle que les femmes produisent en petite quantité, diminue peu à peu – ce qui provoque une fonte musculaire. Conséquence fâcheuse, l'organisme s'appauvrit en muscles, donc brûle moins de calories.

Si l'on ne réagit pas et que l'on ne modifie pas ses habitudes alimentaires, les kilos s'accumulent, sans compter qu'un tour de taille exagéré (de plus de 88 cm) accroît les risques d'affections cardiovasculaires (hypertension artérielle, maladies coronariennes…).

Les hommes, évidemment à l'abri de ces grands bouleversements hormonaux, ne sont pour autant épargnés ni par la prise de poids, ni par les risques qu'elle induit. Pour cette raison, ils doivent eux aussi réagir, ne serait-ce que parce qu'un homme bedonnant n'est pas, de nos jours, l'image même de la séduction, contrairement à autrefois où l'embonpoint était le symbole de la réussite sociale.

Il faut bien l'admettre, le corps change avec l'âge, il demande plus d'attentions ; mais, bonne nouvelle, vous pouvez prendre des mesures préventives et minimiser ces changements.

Est-il plus difficile de maigrir en prenant de l'âge ?

Quand maigrir est trop difficile, cela veut dire que l'on n'est pas prêt et que la tentative sera vouée à l'échec.

Il n'est pas plus difficile de maigrir en prenant de l'âge, tout comme il n'est pas plus difficile de perdre 20 kg plutôt que 5, mais il faut savoir que les règles du jeu de la forme et de la minceur changent de façon significative lorsque l'on vieillit.

↘ En quoi le métabolisme intervient-il dans la prise de poids ?

La principale cause de prise de poids, et par voie de conséquence la principale difficulté à perdre du poids, est le ralentissement du métabolisme (voir encadré). L'organisme qui vieillit ne brûle pas aussi efficacement les calories. Selon les études, le métabolisme de base se ralentit de 5 à 7 % par décade à partir de l'âge de 20 ans, quand les hormones de croissance ralentissent. Une femme de 40 ans en est donc à sa troisième décade de diminution des dépenses métaboliques !

PAS DE DOUTE, IL DIMINUE !

Le métabolisme de base représente la dépense d'énergie nécessaire à l'organisme pour assurer sa survie, c'est-à-dire le travail cardiaque, cérébral, pulmonaire et rénal, le maintien de la température corporelle à 37 °C, ainsi que le renouvellement des constituants de l'organisme, en particulier des protéines.

Il est possible d'estimer ces dépenses dont la valeur est calculée en calories/heure/mètre carré de surface corporelle. Un calcul moins compliqué qu'il n'y paraît. On peut calculer en calories pour 24 heures. Pour savoir quelle quantité d'énergie vous consommez par jour, il faut ajouter aux dépenses énergétiques les dépenses en calories du travail musculaire (voir chapitre 2). Le métabolisme basal est mesuré à jeun, couché, éveillé, et à température stable.

Quels sont les systèmes de régulation ?

Le simple fait de vivre demande de l'énergie. Pour ce faire, l'organisme gère différents métabolismes ou systèmes de régulation de cette énergie (effet thermique des aliments, coût calorique de l'effort...). L'hérédité liée à ces mécanismes est de l'ordre de 40 %. En voici quelques définitions.

↘ Le métabolisme de base

C'est l'ensemble des dépenses énergétiques liées à l'entretien et à la vie de toute personne au repos complet, à jeun et à une température stable. Ces besoins regroupent le travail du cœur (environ 4 %), la respiration (10 %), l'activité et le renouvellement des cellules (environ 70 %), etc.

↘ Métabolisme de base pour un homme (de 1,70 m et 65 kg, pour une surface corporelle de 1,73 m^2)

- à 20 ans : 40 kcal/h/m^2 = 1 600 kcal/24 h
- à 40 ans : 38 kcal/h/m^2 = 1 600 kcal/24 h
- à 50 ans : 36 kcal/h/m^2 = 1 500 kcal/24 h
- à 65 ans : 34 kcal/h/m^2 = 1 400 kcal/24 h

↘ Métabolisme de base Pour une femme (de 1,60 m et 50 kg, pour une surface corporelle de 1,50 m^2)

- à 20 ans : 36 kcal/h/m2 = 1 300 kcal/24 h
- à 40 ans : 35 kcal/h/m2 = 1 260 kcal/24 h
- à 50 ans : 34 kcal/h/m2 = 1 225 kcal/24 h
- à 65 ans : 32 kcal/h/m2 = 1 150 kcal/24 h[1]

1. D'après la *Table des calories du Dr. Philippe Dorosz*, éd. Maloine

↘ Le métabolisme lié à la thermorégulation

Il régule la température du corps qui doit être stable à 37-37,5 °C, afin que toutes les réactions chimiques de l'organisme puissent avoir lieu. Ces dépenses d'énergie sont beaucoup plus faibles qu'autrefois car nous pouvons plus facilement nous isoler des écarts de température grâce au chauffage central, à l'air conditionné, aux nouvelles matières qui composent les vêtements, etc.

À noter : la graisse est un très bon isolant. En conséquence, on brûle encore moins de calories ! En revanche, en perdant du poids, on a davantage froid.

↘ Le métabolisme lié à la digestion

Le fait de manger brûle des calories : 10 % en moyenne de celles qui sont absorbées. Ce chiffre correspond aux différentes étapes de la digestion : la mastication (plus on mâche, plus on brûle !), les actions chimiques de l'estomac et de l'intestin, l'absorption des molécules, etc. Le coût calorique de la digestion dépend des aliments : 5 à 10 % pour les glucides, 0 à 2 % pour les graisses et 20 à 30 % pour les protéines.

↘ Pourquoi le métabolisme de base ralentit-il ?

La chute du métabolisme est en partie due à la diminution de la masse musculaire. À 40 ans, on est souvent sédentaire, par manque de temps ou manque de motivation. Le prix à payer pour cette sédentarité se traduit par une perte d'environ 3 kg de muscles par décade. Hélas, devinez par quoi est remplacée la masse musculaire ! Les femmes prennent 1 g de graisse par jour dès l'âge de 20 ans !

Qui dit moins de muscles dit plus de gras ; ces kilos de muscles en moins vous font perdre la capacité de brûler environ 400 kcal par jour. En effet, plus la masse musculaire est importante, plus grande est l'énergie

À SAVOIR

On constate, d'une part, que plus on avance en âge, plus les besoins du métabolisme diminuent et, d'autre part, que les hommes ont plus de besoins énergétiques de base (la vie est parfois mal faite !).

fournie par l'organisme pour entretenir les tissus maigres. Au contraire, moins elle est importante et moins vous avez besoin d'énergie.

Quand vous étiez jeune fille, vous pouviez consommer sans problème 2 000 kcal par jour, mais à 45 ans, vous devriez limiter votre apport d'énergie aux alentours de 1 700 kcal pour éviter de prendre du poids. Fort heureusement (n'en déplaise aux moelleux coussins du sofa), plutôt que de s'affamer, il existe une autre solution pour lutter contre la perte musculaire et vous reconstruire du muscle : le sport.

➔ Les régimes que l'on a faits jouent-ils en notre faveur ou en notre défaveur ?

↘ Les régimes font grossir !

Selon les enquêtes nationales européennes et nord-américaines, environ 30 à 50 % des femmes et 10 à 30 % ont suivi ou suivent actuellement un régime hypocalorique pour perdre du poids. Les espérances sont grandes et les déceptions d'autant plus dures. Alors, on craque, on commence un nouveau régime le lundi suivant et l'on entre dans le cercle infernal des régimes yo-yo. On revient à son poids initial avec un petit « plus ». Le résultat sur des années ? On grossit doucement mais sûrement.

Pourquoi ? Parce que les régimes restrictifs font perdre de la masse musculaire. Quand vous mangez moins, la perte de poids affecte trois composantes de votre corps : l'eau, le muscle et la masse grasse. Vous vous dites : « Moins de calories absorbées, je vais perdre de la graisse. » Erreur, c'est le muscle qui, dépensant le plus, va trinquer en premier. Autrement dit, faire un régime, c'est avant tout perdre du muscle.

Dès que vous remangez normalement, sans même parler des excès post-régime, où vont se nicher les calories supplémentaires ? Dans la masse grasse ! Votre organisme est intelligent, il stocke en prévision d'une éventuelle prochaine disette ! Vous reprenez du poids et votre silhouette plus de volume qu'avant le régime. Cette alternance de périodes « vaches maigres, vaches grasses » n'est pas sans conséquence sur le métabolisme ; le résultat est qualifié d'« effets rebonds » du poids.

MÉTABOLISME ET RÉGIME

Durant un régime à faible teneur en calories, le métabolisme de base ralentit car l'effet thermique des aliments (calories brûlées par l'organisme pour digérer la nourriture) diminue parallèlement à la réduction des repas. De plus, les cellules luttent contre la restriction, elles deviennent économes en énergie. Arrive alors le moment où le maintien du poids devient un parcours du combattant et ne pas en reprendre est quasiment impossible.

Il faut aussi prendre en compte l'aspect psychologique : être en état de contrôle permanent est épuisant psychologiquement ; tôt ou tard, on laisse filer son régime. Les restrictions suivies de compulsions sont mauvaises pour le moral. Qui dit stress dit grignotage compensateur... pas de *happy end* pour la saga du régime !

À partir de maintenant, le yo-yo, c'est du passé, un nouveau rapport à la nourriture s'impose, à la fois plus intuitif et plus serein.

Génétique et prise de poids : quel est le rapport ?

↘ Comme tout potentiel génétique, le poids est à la fois héréditaire et acquis

Est transmise génétiquement une susceptibilité à la prise de poids, c'est-à-dire une vulnérabilité qui s'exprime différemment en fonction de l'environnement.

Le poids est un trait signalétique de l'individu, comme la taille ou la couleur des yeux. Il existe pour chacun un poids génétiquement programmé – le *set point,* comme disent les Anglo-Saxons – qui est le poids d'équilibre.

À condition de ne pas avoir des exigences irréalistes, pas besoin d'explications : ce poids, vous le connaissez par intuition et par expérience. C'est celui qui vous appartient en propre, en dehors de tous critères sociaux ou phénomènes de mode. Lorsque vous ne le dépassez pas, vous vous sentez en pleine forme, bien dans votre peau et bien dans votre tête.

Vous le dépassez, un peu, beaucoup ? N'accusez pas trop vite la génétique car rien n'est joué d'avance et votre devenir vous appartient – il en va de même dans bien des domaines.

Concernant le surpoids et l'obésité, de nombreux facteurs entrent en ligne de compte : par exemple, votre histoire personnelle, vos pensées, vos désirs, votre mode de vie, vos habitudes alimentaires...

LA GÉNÉTIQUE N'EXCUSE PAS TOUT !

Avec une alimentation identique, certains « profitent » plus ; il en résulte une prise de poids différente selon les personnes. L'obésité est donc génétiquement déterminée mais... en partie seulement car l'environnement compte pour une très large part : la part de la génétique dans l'obésité est de 40 %, celle des facteurs environnementaux représente 60 %. En d'autres termes, les gènes de l'obésité s'expriment lorsque l'environnement leur est favorable – à vous de jouer !

↘ La suralimentation infantile

Elle prédispose au surpoids. Il faut savoir que le capital de cellules adipeuses se constitue dans les cinq premières années de la vie. Plus on en dispose, plus elles auront tendance à se remplir et moins il sera facile de maigrir. La suralimentation infantile serait due à un excès d'apport protéique et à un mauvais choix en acides gras essentiels en privilégiant le lait maternisé au dépend du lait maternel. En effet, ce dernier prédispose moins à la transformation de cellules dormantes baptisées « préadipocytes » en cellules graisseuses (adipocytes), celles que l'on retrouve en grand nombre chez les enfants en surcharge pondérale.

L'attitude face aux événements de la vie joue également un rôle important. D'aucuns grossissent à cause du stress (voir plus loin), et utilisent la nourriture en réponse à des émotions non exprimées ou enfouies depuis l'enfance.

Certaines mères répondent aux pleurs de leur enfant par de la nourriture, alors que la solution ne passe pas forcément par le remplissage : on parle alors de « confusion des affects ».

↘ L'inné et l'acquis

Certes, la génétique définit une tendance ; on ne peut le nier, il y a des familles de gros et des familles de maigres. Comme tout ce qui est héréditaire, la tendance au surpoids dépend du nombre de gènes qui sont transmis. Les risques sont multipliés par 4 si l'un des parents est obèse et par 7 si les deux parents le sont. Il n'y a pas de tests biologiques fiables pour déterminer la part des gènes responsable de votre poids actuel ; reste la méthode empirique de l'observation de votre famille.

GÉNÉTIQUE ET ENVIRONNEMENT

La génétique n'explique pas la spectaculaire progression du nombre d'obèses. La prise de poids est en partie due à une expression normale de nos gènes dans un milieu qui, lui, est devenu anormal. En effet, 70 % des obèses ont au moins un parent obèse mais l'héritabilité génétique de l'IMC et de la graisse sous-cutanée est faible (2 %), alors que celle de la masse grasse totale et la distribution du tissu adipeux atteint 25 %.

La répartition des graisses, qui détermine la silhouette, est pour sa part héritée à 50 %. Il est clair que l'on n'est pas forcément grande et filiforme en étant issue d'une famille dont les femmes sont en majorité de petite taille avec une silhouette gynoïde.

Est-on pour cela condamnée à être obèse ? Sûrement pas ! En ce qui concerne l'inné, les dés sont jetés mais ce n'est pas une raison pour subir ; reste l'acquis, qui, lui, est composé de variantes dont les données vous appartiennent.

Peut-on prendre du poids même si l'on a toujours été mince ?

↘ 1 femme sur 2 grossit à l'approche de la cinquantaine

Les statistiques ne sont pas tendres : de 20 à 40 ans, les femmes prennent en moyenne 10 kg, et à l'approche de la cinquantaine, 50 % des femmes se plaignent de prendre au moins 3 kg de plus.

Les « minces » ne sont pas épargnées, elles peuvent avoir tendance à grossir à partir d'un certain âge. Quelques kilos en plus ne sont pas dramatiques pour la silhouette, ils ne représentent pas non plus un danger pour la santé : on peut fort bien les accepter sans autre forme de procès.

En revanche, d'un point de vue psychologique il n'en va pas toujours de même ; comme à l'adolescence, les modifications du corps font peur. Au moindre nouveau kilo constaté, c'est la panique et l'on se lance de son propre chef dans un régime anarchique, alors qu'il est plus raisonnable de prendre un avis médical, ne serait-ce que pour se rassurer.

Cependant, si vous avez toujours été mince, il y a de grandes chances pour que vous sachiez gérer le problème vous-même. Vous avez sans doute de bons réflexes et ne vous laissez pas facilement aller à la surconsommation, soit parce que vous avez un appétit d'oiseau, soit parce que vous savez compenser les excès avant qu'ils n'investissent vos hanches. Vous n'avez alors rien à craindre de l'âge et ferez sans doute partie des 50 % qui ne prennent pas de kilos à l'approche de la cinquantaine.

LES MAIGRES CONSTITUTIONNELS

Les maigres constitutionnels présentent un IMC bas en dehors de toute pathologie infectieuse, cancéreuse ou psychiatrique. Les masses grasses et maigres sont diminuées sans aucune anomalie biologique. L'une des explications serait la présence d'une hormone, le polypeptide YY (PYY), qui contrôle l'appétit et dont la sécrétion est augmentée, entraînant des repas plus petits et des grignotages plus fréquents. Beaucoup d'arguments plaident pour une hypothèse génétique de cette maigreur, qui peut réellement être une souffrance méconnue

➔ Le poids idéal serait-il différent à 20 ans et à 40 ans ?

↘ Poids idéal ou idéal de poids ?

Le poids idéal est subjectif, il dépend de vos critères esthétiques et de votre évolution personnelle. Médicalement, le poids idéal, dit aussi « poids d'équilibre », n'est pas différent à 20 ans et à 40 ans mais cela ne doit pas vous empêcher de vous sentir bien avec quelques kilos de plus si vous êtes en bonne santé. Il n'est pas prouvé que vous soyez obligée de faire un régime car mieux vaut ne pas maigrir que de passer sa vie à échouer dans ce domaine ; c'est mauvais pour la ligne et désastreux pour l'estime de soi.

↘ Qu'est-ce que la surcharge pondérale ?

Sa définition est basée sur le calcul de l'indice de masse corporelle (IMC), qui est le rapport du poids (en kg) sur la taille (en m) au carré.

L'IMC mesure donc le pourcentage de graisse par rapport au poids total. Cet indice a été élaboré par les assureurs nord-américains au lendemain de la Seconde Guerre mondiale afin de faire payer plus cher les polices d'assurance des gens à risque de mortalité élevée.

On considère qu'il y a surcharge pondérale lorsque l'IMC est compris entre 25 et 29,9 kg/m2 ; au-delà de 30 on parle d'obésité, au-delà de 34,9 d'obésité sévère, et plus de 39,9 d'obésité très sévère.

Il est très important d'évaluer aussi la répartition du poids par la mesure du tour de taille. Une accumulation de la graisse abdominale constitue un facteur de risque métabolique et cardiovasculaire accru, indépendamment du poids total.

↘ Masse grasse et masse maigre

L'IMC ne mesure pas la proportion de masse grasse par rapport à la masse maigre ; or, cette notion importante est trop souvent oubliée : le poids ne détermine pas systématiquement la silhouette – être mince n'est pas qu'une question de kilos, c'est aussi une question de galbe. Il faut se rendre à l'évidence, si un kilo de plomb est égal à un kilo de plumes, un kilo de graisse et un kilo de muscles n'occupent pas le même volume ; donc perdre du poids d'accord, mais en tonifiant sa silhouette pour remplacer le gras par du maigre (voir chapitre 3).

Tout bien pesé, vous avez un surpoids ? C'est sans doute la conséquence des kilos pris au fil des ans. Vous n'aimez pas l'image que le miroir vous renvoie et le désir de maigrir vous tenaille ? Alors visez un poids de forme au lieu d'un poids idéal, en tenant compte du fait que celui-ci dépend en partie de vos antécédents. Par exemple, si à 30 ans vous vouliez atteindre un poids auquel vous n'êtes jamais parvenue, ce serait pur fantasme de penser (surtout si vous êtes obèse) que ce poids est votre poids idéal d'aujourd'hui. Fixez-vous un objectif réaliste pour être sûre de réussir à maigrir définitivement.

↘ Qu'est-ce que le gras ?

La graisse est une réserve d'énergie, constituée chimiquement d'un amas de substances – nommées « triglycérides » – au niveau de cellules regroupées sous le nom d'« adipocytes » (on parle d'« adipocytes blancs »). Un triglycéride est élaboré par l'organisme par association de trois molécules d'acides gras et une molécule de sucre (glucose). C'est ainsi que le métabolisme des sucres (glucides) et celui des graisses (lipides) sont intimement liés. C'est aussi pourquoi les calories des aliments qui associent sucres et graisses (pâtisseries, chocolat, chips…) prennent pour cible favorite nos hanches, cuisses et fesses.

Pendant longtemps, on a considéré le tissu adipeux comme métaboliquement inactif, voire amorphe. Il n'en est rien depuis la découverte de l'hormone baptisée « leptine » (du grec *leptos*, qui signifie « minceur »), qui a montré le lien entre le système nerveux central et le tissu adipeux. Cette hormone, sécrétée par le tissu adipeux en priorité, informe le cerveau de l'état des réserves énergétiques.

LES KILOS FONT-ILS BON MÉNAGE AVEC L'ESTHÉTIQUE ?

En ce qui concerne les critères esthétiques, il faut rester nuancé : être comme tout le monde n'est pas une panacée, car l'esthétique n'est pas seulement une affaire de kilos et la séduction encore moins. Certes, il faut d'abord se plaire pour plaire aux autres mais gardez en tête que maigrir n'est qu'un moyen et non une fin.

Tables d'IMC

Le poids varie d'une personne à l'autre selon des caractéristiques propres (importance du squelette donc de la morphologie, âge, sexe, psychologie, critères esthétiques). Ces tables (d'après le Dr Apfeldorfer) ne sont donc qu'une indication et ne représentent en aucun cas une norme.

↘ Hommes

Taille	Poids recommandé	Obésité modérée à partir de	Obésité massive à partir de
1,64	54 à 67	75	87
1,68	57 à 71	78	91
1,70	58 à 72	80	93
1,72	59 à 74	82	96
1,74	61 à 76	84	98
1,76	62 à 77	86	100
1,78	64 à 79	88	102
1,80	65 à 81	90	105
1,82	67 à 83	92	107
1,84	68 à 85	94	109
1,86	70 à 86	96	112
1,88	71 à 88	98	114
1,90	73 à 92	100	117
1,92	74 à 92	102	119
1,94	75 à 94	104	121
IMC	20,1 à 25	27,8	32,3

↘ Femmes

Taille	Poids recom-mandé	Obésité modérée à partir de	Obésité massive à partir de
1,48	41 à 52	61	68
1,50	42 à 54	63	70
1,52	43 à 55	64	72
1,54	44 à 56	66	74
1,56	46 à 58	68	76
1,58	47 à 59	70	78
1,60	48 à 61	71	80
1,62	49 à 62	73	82
1,64	50 à 64	75	84
1,66	52 à 66	77	86
1,68	53 à 67	79	88
1,70	54 à 69	81	90
1,72	55 à 70	83	92
1,74	57 à 72	84	94
1,76	58 à 74	86	96
1,78	59 à 75	88	99
1,80	61 à 77	90	101
1,82	62 à 79	92	103
1,84	63 à 81	94	105
1,86	65 à 82	97	108
IMC	18,7 à 23,8	27,9	31,1

Quels facteurs de la vie courante favorisent le surpoids ?

L'équation « énergie stockée = énergie ingérée – énergie dépensée » est incontournable ! En dehors de toute prédisposition héréditaire, qui ne représente qu'une tendance, ce sont les habitudes quotidiennes et les événements de la vie qui conduisent à grossir naturellement ou bien par compensation.

↘ Les habitudes alimentaires

Pas de doute, si l'on mange trop, on grossit immanquablement, à cause des apports trop élevés en calories dans le cas où ils ne sont pas compensés par l'activité physique. Logique, l'énergie qui n'est pas brûlée est stockée par l'organisme.

Changer ses habitudes alimentaires n'est pas facile, il faut oublier les vieux réflexes et les conditionnements de l'enfance. Parfois, les bons soins maternels se sont un peu trop focalisés sur la nourriture (confusion des affects sus-citée) ; alors, dans le cerveau adulte, nourriture égale amour dans les habitudes alimentaires ; et quand il arrive que l'on manque d'amour, il reste la nourriture, et l'alimentation devient doudou.

Il arrive aussi que l'on vienne tout simplement d'une famille de gros mangeurs, où les quantités sont naturellement pantagruéliques, la nourriture est un signe de convivialité et un appétit d'oiseau un désaveu du clan familial. Si l'on a été élevé de cette façon, les bons souvenirs aidant, on a tendance à prolonger ce mode alimentaire. C'est sympathique mais redoutable à long terme pour la ligne.

Il n'est pas facile de modifier ses habitudes mais c'est tout à fait possible, avec l'adhésion de son entourage qui ne doit se sentir ni puni, ni privé. Il faut bien que tout le monde y trouve son compte. Comme la fin justifie les moyens, un peu de ruse ne nuit pas. Il faut, avec tact et créativité, faire accepter les légumes sous toutes les formes, remplacer les sodas par de l'eau de source et substituer la pizza triple épaisseur de fromage par quelques *fettucine* aux fruits de mer !

↘ Les habitudes liées au mode de vie

C'est bien connu, l'arrêt du tabac est une cause fréquente de prise de poids car fumer coupe l'appétit et brûle des calories : environ 200 à 300 kcal pour 20 à 30 cigarettes par jour. Mauvaise nouvelle pour les accros qui luttent pour arrêter la cigarette, mais pour de multiples raisons, cela vaut le coup de se battre (voir chapitre 3).

L'arrêt du sport ou tout simplement d'une activité régulière comme le jardinage engendre systématiquement une prise de poids si l'on continue à manger de la même façon. Vous avez sans doute noté la corpulence des anciens sportifs de haut niveau, champions de natation ou autres, devenus obèses sans crier gare. Par conséquent, il faut rester attentif si vous changez votre mode de vie de façon significative.

↘ Les événements de la vie

Il y a dans la vie des événements à risque pour le poids, comme des circonstances particulièrement heureuses (grossesses). Si peu de femmes l'avouent, beaucoup grossissent plus que les normes médicales ne le recommandent. Bien sûr, on peut rester vigilant lors de sa grossesse, mais lorsque l'on n'a aucun problème médical, on peut aussi avoir envie de se faire plaisir un peu plus que de coutume et assumer ce choix en envisageant de s'attaquer aux kilos superflus après l'accouchement. Il n'y a alors pas de raison de se sentir coupable.

LE POIDS DE LA GROSSESSE

Il est sage qu'une femme « forte » prenne le minimum de poids pendant une grossesse ; une femme mince peut se permettre une quinzaine de kilos. À noter : l'allaitement maternel aide à perdre 2 à 3 kg de plus.

Il est aussi, hélas ! des circonstances malheureuses comme un divorce, une séparation, un stress professionnel ou encore un deuil, une dépression ou le chômage. Bien sûr, cela déstabilise, mais ce n'est pas une raison pour ne pas faire face à l'adversité : vous aggraverez les choses en prenant du poids. Donnez-vous les moyens de maintenir et de cultiver l'harmonie de votre corps et de votre esprit. Ne niez pas la réalité mais passez-en par le chagrin et la douleur ou encore la colère pour mieux

« laisser aller » (le *let go* des Anglo-Saxons). En d'autres termes, faire son deuil pour se reconstruire et réapprendre à être heureux.

↘ Le rôle des médicaments

Certains médicaments sont susceptibles de faire grossir mais ils vous sont prescrits utilement selon l'état de santé. Ne prenez pas le risque de les arrêter de vous-même au cours du traitement. Demandez à votre médecin s'il est possible de les remplacer par une autre famille de médicaments. Sinon, vous maigrirez plus tard.

• Les **benzodiazépines**, prescrites en cas d'insomnie et d'anxiété, augmentent le besoin de manger, ainsi que tous les médicaments du système nerveux – lithium et antidépresseurs.

• Les **neuroleptiques** et certains **antidépresseurs**.

• Les **bêtabloquants** pour le traitement de l'hypertension artérielle ou problèmes cardiaques.

• Les **glucocorticoïdes** (cortisone, etc.), prescrits pour leur action anti-inflammatoire, provoquent une rétention de sel et d'eau et réduisent le volume des muscles tout en élevant la graisse au niveau du visage.

• Supprimez certains médicaments **antidiabétiques** de nouvelle génération (groupe des glitazones) et remplacez-les par certains antihistaminiques, comme la cétirizine.

• Certains **anti-inflammatoires** peuvent bloquer la perte de poids.

Hommes et femmes ont-ils les mêmes chances de prendre du poids ?

En cas de circonstances dites « aggravantes » – agapes trop fréquentes – ajoutées à un manque d'activité physique, hommes et femmes, dans tous les cas, ont les mêmes chances de prendre du poids. Bien sûr, cela ne veut pas dire prendre le même poids, aux mêmes endroits et à la même vitesse : l'égalité des sexes n'existe pas en la matière.

D'après les statistiques, il semblerait que le cap de la trentaine soit fatidique pour la ligne masculine. Avant l'âge de 30 ans, 1 homme sur 6 est trop gros ; entre 30 et 40 ans, le chiffre double pour atteindre 1 homme sur 3. Les raisons ne sont pas mystérieuses : à cet âge le statut d'étudiant est loin et, le confort de la vie aidant, l'homme bouge moins, mange plus et grossit.

La trentaine est moins dangereuse pour la ligne des femmes, mises à part les grossesses. Le cap difficile se situe plutôt à partir de 45 ans et au-delà, soit lors de la périménopause.

Question localisation de la graisse, les cibles des femmes sont légendaires (fesses, hanches, cuisses), les hommes en ont une en priorité : le ventre. Une chance dans un sens, car en cas de régime la graisse de l'abdomen (dite « bedaine ») est la première à fondre.

LE POIDS DU CYCLE HORMONAL

Le cycle hormonal intervient dans la façon de s'alimenter. Sous l'influence des œstrogènes, pendant la première partie de cycle et durant les deux ou trois jours de l'ovulation, l'appétit diminue. En revanche, les dix derniers jours du cycle, sous l'influence de la progestérone, sont redoutables pour la ligne car l'envie de manger (surtout des bons petits plats et des aliments sucrés) augmente de façon significative. L'écart calorique journalier entre ces extrêmes peut être de 400 kcal – l'équivalent d'un demi-camembert ou d'une bonne part de gâteau ! L'équilibre pondéral est normalement assuré par l'alternance entre ces périodes ; ces écarts ne portent donc souvent pas à conséquence. Dans le cas contraire, il faut être vigilant et succomber le moins possible aux charmes de la nourriture pendant les périodes à risque.

Question kilos, par injustice de la nature, les hommes ont un avantage certain. Génétiquement plus musclés, ils ont besoin de plus d'énergie : 2 500 kcal par jour pour une activité moyenne autorisent quelques repas d'affaires. D'aucuns s'octroient même sans prendre 1 g des plaisirs qui conduiraient bien des femmes droit à l'obésité. C'est ainsi, les femmes sont programmées depuis l'aube des temps pour avoir des réserves de graisses lorsqu'elles portent des enfants.

En conclusion, mêmes causes, mêmes effets, la prise de poids se résume à un bilan comptable des entrées et des sorties et les excès conduisent invariablement à l'embonpoint.

Peut-on grossir alors qu'on surveille son alimentation ?

↘ Gare au « diététiquement correct »

Il est certain qu'en cas de prédispositions génétiques sérieuses, l'organisme fabrique de la graisse avec un minimum de nourriture ; il économise à tout crin et utilise ses réserves avec parcimonie. Lorsque l'on a tendance à grossir à cause d'un métabolisme paresseux, mieux vaut prévenir que guérir en se nourrissant d'une façon appropriée au jour le jour. Il est sage de prendre conseil auprès d'un nutritionniste, en ville ou dans un service hospitalier spécialisé, simplement pour ne pas passer sa vie à faire des régimes mais pour apprendre à connaître ses besoins propres et à mieux les gérer.

Cependant, ne vous classez pas trop vite dans cette catégorie, la notion de « gros constitutionnels » (même si il y a des « maigres constitutionnels ») n'existe pas. Immanquablement, ce sont les erreurs diététiques répétées et les grignotages (ils pèsent lourd en calories) qui sont à l'origine du surpoids. L'hérédité est souvent polygénique : ce qui veut dire que beaucoup d'autres gènes sont concernés et que chacun pris isolément a une faible influence sur l'ensemble du phénotype. Seules quelques obésités massives peuvent relever de la transmission d'un gène majeur et s'exprimer, quelle que soit l'alimentation.

Surveiller son alimentation en étant un mangeur hyper-contrôlé fait grossir. Celui ou celle qui se donne bonne conscience en mangeant de substantielles quantités d'« aliments autorisés », en croyant que ceux-ci ont des vertus amincissantes, court droit à la prise de poids. Qui adopte le « diététiquement correct », en se bourrant de haricots verts ou de yaourts 0 %, s'expose à la culpabilité et à la perte de contrôle. Certains en viendraient même à dévorer en cachette une plaquette de chocolat, histoire de compenser les privations infligées !

Autre erreur : un bon moyen de grossir en croyant contrôler son poids est de sauter des repas, de se nourrir de sachets protéinés, de pamplemousses ou autres régimes dissociés à la dernière mode. Dans ces cas-là, il y a pénurie de sucre rapidement assimilable par l'organisme. Cela provoque l'excitation d'une enzyme impliquée dans le stockage des graisses. L'organisme littéralement « en manque » va puiser l'énergie dans le stock de protéines des muscles tandis que la graisse, qui n'est mobilisée que plus tard et lentement, vit tranquillement sa vie sur les hanches.

Il y a aussi celui ou celle qui mange peut-être plus qu'il n'en a conscience : « Je ne comprends pas, je suis presque toujours raisonnable mais je grossis quand même ! » Se contrôler pendant la semaine et faire des excès le week-end – repas copieux et prises alimentaires incontrôlées – ruine à coup sûr le plus équilibré des bilans caloriques.

Enfin, les personnes minces qui se soumettent à un régime alimentaire ont un risque plus élevé d'accroître leur masse adipeuse que les personnes obèses. Les études prospectives dévoilent un risque plus élevé d'augmentation du poids après un régime chez les sujets de poids normal que chez les sujets en surpoids ou obèses. Conclusion à méditer et à encadrer chez tous les disciples des régimes à la mode : la restriction calorique rend plus gras. On vous aura prévenu !

Les risques de surpoids pour la santé sont-ils plus élevés après 40 ans ?

Qui dit surpoids dit risque

Les risques que fait courir le surpoids, ou plus exactement l'obésité, sont élevés de toute façon à tout âge. Il est certain cependant qu'après 40 ans, plus l'obésité est installée et importante, plus les risques en tout genre s'accroissent, pour les hommes comme pour les femmes.

En effet, l'obésité peut favoriser l'apparition d'une maladie métabolique (diabète, dyslipidémie) ou d'une hypertension artérielle. Elle peut aggraver une maladie associée, de type respiratoire ou ostéo-articulaire, et induire également une fréquence accrue de cancers hormonaux dépendants (utérus, ovaires, sein chez la femme, prostate, colorectum et voies biliaires chez l'homme).

Elle provoque aussi une augmentation significative de la mortalité et de la morbidité en général, à cause des complications cardiovasculaires (hypertension, thrombose, infarctus), respiratoires (insuffisance respiratoire, apnée du sommeil), digestives, rénales ou encore cutanées. On considère qu'un obèse massif a une espérance de vie réduite de 7 ans en moyenne.

La répartition des graisses

Concernant les risques d'affections cardiovasculaires, le type de la silhouette, plus précisément la répartition des graisses, est significative. Il est possible de calculer le « rapport taille sur hanches » ou RTH (voir encadré). Il évalue la répartition dans le corps des tissus graisseux et donne une idée de la silhouette : androïde, gynoïde ou mixte.

En effet, une répartition **androïde** des graisses, en principe celle de l'homme, avec prédominance dans la partie supérieure du corps (abdomen), est le plus souvent associée à des complications métaboliques comme diabète, hyperlipidémie, hypertension artérielle et maladies cardiovasculaires.

À l'opposé, une répartition **gynoïde** des graisses, en principe celle de la femme, avec prédominance dans la partie inférieure du corps (cuisses, hanches, fesses), est plus souvent associée à des complications d'ordre mécanique liées au surpoids (arthrose du genou et de la hanche) et à des complications phlébologiques pouvant aller jusqu'à la phlébite. Certes, cette localisation typique n'est guère réjouissante mais elle est d'une innocuité quasi totale vis-à-vis du risque cardiovasculaire, contrairement à la localisation des graisses dans le haut du corps, courante chez les hommes.

Toutefois, le manque d'œstrogènes à la ménopause peut faire changer cette localisation et rendre la silhouette androïde. C'est pourquoi, sans la protection des hormones, le facteur de risques des femmes concernant les maladies cardiaques rattrape à un certain âge celui des hommes.

Si la liste des risques liés à l'obésité est impressionnante, il ne faut pas dramatiser pour quelques kilos en trop : un surpoids modéré n'a jamais tué personne et n'engendre souvent aucun problème particulier. Un personne tonique en surpoids ne présente aucun risque particulier et ne justifie pas médicalement de perdre du poids.

QUESTION DE PROPORTION

La mesure du tour de taille rend compte de l'importance de la graisse péri-viscérale associée au risque cardiovasculaire. Les risques sont réels si le tour de taille est supérieur à 100 cm chez l'homme et à 88 cmchez la femme. La mesure est prise sur un sujet debout, jambes légèrement écartées, en expiration douce, avec un mètre de couturière à mi-distance entre la pointe du sternum et le rebord supérieur de l'os iliaque.

Le surpoids peut-il venir de troubles endocriniens ?

« C'est les glandes, docteur ! »

Réponse : pas systématiquement, et si vous cherchez un problème endocrinien comme origine de votre surpoids, votre médecin va peut-être sourire (à moins qu'il juge utile de vous prescrire un dosage sanguin).

En effet, seules quelques maladies font grossir : l'insuffisance thyroïdienne et d'autres pathologies comme la maladie de Cushing, des troubles de l'hypophyse et de ses sécrétions hormonales, ou encore un pancréas trop actif et l'inactivation de certains récepteurs à l'insuline, qui peut provoquer une présence trop importante d'insuline dans le sang et secondairement une prise de poids (voir encadré ci-dessous).

SOUS LE MICROSCOPE

Une bonne santé dépend de la capacité du corps à fabriquer et à utiliser la juste quantité d'insuline pour maintenir le sucre dans le sang à un niveau optimal, permettant ainsi un fonctionnement normal de l'organisme. Chaque cellule du corps possède à sa surface des récepteurs d'insuline qui permettent au glucose de la pénétrer. Mais quand le taux de glucose est trop élevé, ces récepteurs d'insuline perdent leur capacité à répondre à cette surcharge ; ils deviennent insensibles et résistants à l'insuline. En effet, la graisse au niveau abdominal favorise cette résistance – d'où une hypersécrétion réactionnelle par le pancréas. C'est pourquoi pendant de nombreuses années, la glycémie reste normale. Ensuite, le pancréas n'arrive plus à fournir suffisamment d'insuline, le taux de sucre dans le sang augmente.

En effet, plus on a de graisse sur le ventre, moins l'insuline parvient à faire rentrer le sucre dans les cellules ; l'accumulation du sucre dans le sang (hyperglycémie) envoie une fausse information, d'où la surproduction d'insuline. On fabrique plus de gras et le cercle vicieux continue, l'on n'arrive plus à perdre du poids pour en arriver même au diabète de type II. La taille des cellules adipeuses semble être un élément régulateur important. En perdant du poids, vous contrariez la nature, qui vous fait reprendre la taille initiale de la cellule en s'opposant à vos tentatives d'amaigrissement. Ce type de diabète disparaît souvent lorsque l'on perd vraiment son surpoids.

La seule pathologie fréquente à contrôler à partir d'un certain âge est l'insuffisance thyroïdienne. Une faible activité de la thyroïde est associée à un ralentissement du métabolisme. À 45-50 ans, de nombreuses femmes en sont victimes sans le savoir.

La prise de poids est un symptôme courant car une thyroïde qui devient paresseuse fait fabriquer de la graisse en trop et augmenter la rétention d'eau, ainsi que le cholestérol sanguin. Les autres symptômes de l'hypothyroïdie sont la fatigue, la constipation, les mains et les pieds froids, les cheveux qui deviennent fins.

Le surpoids induit-il des troubles métaboliques comme le diabète, le cholestérol ou l'hypertriglycéridémie ?

↘ Sans aucun doute possible, le surpoids contribue au déséquilibre du métabolisme

La graisse abdominale, ou surcharge androïde, est constituée de cellules graisseuses dont le fonctionnement induit des troubles plus ou moins importants associés au fonctionnement de l'organisme, tels l'élévation de la pression artérielle, le diabète, le cholestérol et les triglycérides. Au contraire, de bonnes habitudes alimentaires maintiennent ou améliorent cet équilibre.

Si les troubles métaboliques méritent une attention médicale, ils méritent aussi une explication pour comprendre comment et pourquoi le surpoids joue un rôle si important dans leur survenue.

↘ Le diabète

On distingue deux types de diabètes. Le défaut de sécrétion d'insuline est la cause du **diabète de type I**, qui se rencontre chez des personnes jeunes – conséquence d'une maladie auto-immune. Le **second type (type II)** est dix fois plus fréquent que le diabète de type I ; il touche plus de 2,5 millions de personnes en France. Il n'est pas caractérisé à l'origine par un défaut de sécrétion de l'insuline mais par un défaut de sensibilité à l'insuline (l'insulino-résistance). Or, l'insuline est une hormone qui stimule l'entrée du glucose dans les tissus et favorise le stockage d'énergie dans les muscles et le tissu adipeux.

C'est pourquoi les habitudes nutritionnelles et l'obésité influencent fortement l'apparition de ce type de diabète qui était autrefois appelé « diabète gras ». Une hyperglycémie permanente s'installe, qui provoque en retour une hypersécrétion d'insuline par le pancréas (appelée « hyperinsulinisme ») car l'utilisation du glucose est contrôlé par l'insuline. Les problèmes de ce type de diabète sont donc associés aux glucides alimentaires, plus précisément les glucides simples (sucre courant) et les aliments glucido-lipidiques (pâtisseries, gâteaux fourrés...). Les autres sources de glucides, les glucides complexes (légumes secs, pâtes, céréales complètes), ont un index de glycémie faible et sont plus intéressants à consommer car ils évitent les fluctuations glycémiques.

En clair, une alimentation trop riche en énergie, c'est-à-dire l'absorption massive de glucides simples, provoque des décharges réactionnelles responsables de fringales, entraînant ainsi la fabrication et le stockage de graisses.

Néanmoins, il ne s'agit pas de supprimer les glucides, indispensables à la vie : ils doivent représenter 45 à 50 % des apports en énergie (le cerveau en est le premier consommateur). La priorité est de mieux les choisir et de réduire les graisses, car ce qui fait grossir, ce sont les corps gras qui accompagnent les sucres rapides.

↘ Le cholestérol

Il existe un seul type de cholestérol, mais il a deux transporteurs sanguins différents. Le cholestérol est soit transporté vers le foie qui sert de nettoyeur, soit vers la paroi des artères. C'est pourquoi on parle dans le langage courant de deux types de cholestérols : le bon cholestérol ou HDL-CL (protecteur des artères) et le LDL-CL que l'on qualifie de mauvais (qui entraîne une obstruction des artères par dépôt du cholestérol).

TENEUR DE DIFFÉRENTS ALIMENTS RICHES EN CHOLESTÉROL (MG/100G) :	
Cervelle	2 200
Jaune d'œuf	1 400
Rognon cuit	520
Œuf cru ou cuit	500
Foie gras	380
Foie cuit	320
Beurre	250
Mayonnaise	250
Crevette grise cuite	180
Charcuterie	150 à 300
Anguille cuite	150
Sardine à l'huile	125

Le taux de cholestérol est fortement corrélé au nombre d'incidents cardiovasculaires et à la mortalité en général. Car la trop grande consommation d'aliments riches en graisses animales s'accompagne d'une baisse du taux de bon cholestérol et d'une augmentation du mauvais. Cette élévation du taux du mauvais cholestérol est le plus souvent en rapport avec un défaut héréditaire de l'épuration du cholestérol : le foie fabrique alors plus de cholestérol qu'il ne peut en détruire.

On peut toutefois réduire la fabrication du cholestérol en suivant un régime adapté – réduction des aliments riches en cholestérol (jaunes d'œufs, abats) et des aliments riches en graisses saturées (beurre, crème, lait entier, fromage, charcuterie) – et en consommant régulièrement des végétaux pour augmenter l'apport en fibres qui emprisonnent le cholestérol alimentaire.

À SAVOIR

Le choléstérol est indispensable à la vie et au bon fonctionnement de l'organisme mais, s'il y a excès, il y a risque cardiovasculaire. En cas d'hypercholestérolémie, il faut limiter cet apport à 300 g par jour et, bien sûr, prendre un avis médical sur les autres moyens de faire baisser son choléstérol.

↘ Les triglycérides

Plusieurs facteurs peuvent provoquer un taux élevé de triglycérides (ou graisses) dans le sang (hypertriglycéridémie) : le surpoids et/ou la trop grande consommation d'alcool, l'excès de sucres d'absorption rapide (fruits, sucres raffinés, boissons sucrées, bonbons...) ou encore l'intolérance au glucose ou le diabète. (À noter : l'hypertriglycéridémie est plus fréquente chez l'homme.)

Des mesures nutritionnelles s'imposent, là aussi, pour maintenir le poids dans des limites normales et faire baisser le taux de triglycérides, soit une réduction des apports énergétiques combinée avec de l'exercice physique. Les seuls aliments au goût sucré qui doivent être consommés régulièrement sont les fruits, à raison de deux à trois par jour.

Les traitements hormonaux de substitution font-ils grossir ?

↘ Le rôle d'un traitement hormonal de substitution (THS)

Malgré la mauvaise réputation dont il est victime, son rôle n'est certainement pas de faire grossir mais plutôt de se substituer aux hormones qui ne sont plus produites par les ovaires après la ménopause (œstrogènes et progestérone), ou mal produites en phase de périménopause (progestérone). Les bénéfices de ce traitement reposent sur l'efficacité des œstrogènes qui protègent de l'ostéoporose, font disparaître ses symptômes, diminuent les risques de maladies cardiovasculaires et jouent peut-être (c'est encore à l'étude) un rôle préventif dans la maladie d'Alzheimer. Le rôle de la progestérone consiste surtout à contrebalancer celui des œstrogènes et à protéger l'utérus du risque de cancer (une femme hystérectomisée n'a pas besoin de prendre des progestatifs).

↘ Alors, pour ou contre ?

Le choix de prendre des hormones de substitution est un choix personnel et non pas celui du gynécologue. Cette décision dépend d'un certain nombre de facteurs comme votre état de santé actuel, vos facteurs de risques, vos antécédents familiaux, l'importance des troubles occasionnés par le déséquilibre hormonal, votre état émotionnel, votre style de vie, votre culture et votre sens du bien-être.

En aucun cas le THS (traitement hormonal de substitution) ne doit relever d'une décision arbitraire. En France, 2 femmes sur 3 ne prennent pas de THS et la moitié de celles qui en prennent arrêtent après la première année de traitement ; elles ne s'en portent pas forcément plus mal et il n'est pas prouvé qu'elles vieillissent plus vite.

Si vous choisissez le THS, votre traitement doit être pratiquement fait sur mesure car un surdosage de THS en œstrogènes provoque des gonflements, une congestion générale du corps, une mauvaise circulation veineuse, des douleurs dans les seins, des troubles de l'humeur, des hémorragies menstruelles et, pour finir, une prise de poids.

Les progestatifs dérivés de la progestérone n'ont, eux, aucune propriété commune avec les androgènes et ne provoquent pas de perturbation métabolique et donc de prise de poids.

↘ Que penser des traitements alternatifs ?

Il existe aussi des traitements alternatifs pouvant être utilisés seuls ou en complément du THS, comme la phytothérapie ou les hormones végétales (le soja, le yam). Ces traitements alternatifs font aujourd'hui l'objet de nombreuses études dans le monde : il faut savoir qu'ils sont actifs mais moins puissants que les hormones classiques. Ils doivent être pris sur du long terme pour être efficaces.

En conclusion, une hormonothérapie substitutive bien conduite, utilisant les produits appropriés à des doses adéquates, n'induit pas de prise de poids. Elle peut au contraire aider à le réguler. Les études ont montré que le THS prévient l'accumulation de la couche de graisse liée à l'âge, la masse maigre n'étant pas modifiée.

LES PROGESTATIFS DE SYNTHÈSE

Certains peuvent entraîner une prise de poids. C'est le cas des progestatifs ayant des propriétés communes avec la progestérone, mais aussi avec les androgènes, c'est-à-dire les hormones mâles (ils sont, hélas, encore parfois prescrits). Ces progestatifs perturbent le mécanisme des glucides et leur assimilation, en stimulant de façon excessive la sécrétion d'insuline. Ils favorisent également l'augmentation du cholestérol et la diminution du bon cholestérol. Ils peuvent aussi faire pousser les poils et favoriser l'acné et la chute des cheveux !

Pourquoi mange-t-on davantage lorsque l'on est déprimé ?

↘ La nourriture serait-elle une consolation ?

Il n'y a pas de mystère, en cas de déprime, on cherche du réconfort et on mange pour se procurer du plaisir et soulager sa peine !

Les aliments ont une connotation affective et l'on a tous notre madeleine de Proust. Qui ne salive pas devant une tarte aux pommes qui rappelle celle de la grand-mère ? De plus, qui dit plaisir dit aliments riches en calories de préférence ; c'est pourquoi on craque généralement sur la tablette de chocolat et non pas sur le pot de moutarde.

Certains cultivent la nostalgie à l'excès et la nourriture devient alors un antidote, une dépendance comme pour d'autres le tabac ou la drogue (on parle de conduites addictives). Il est possible d'expliquer scientifiquement comment les émotions induisent certains comportements.

↘ Plaisir sensuel et plaisir cérébral

La neuroscience a démontré que tout plaisir, y compris sexuel, s'accompagne d'un mécanisme cérébral qui provoque une élévation du taux d'endorphines dans le sang. Les endorphines sont des peptides (de minuscules morceaux de protéines composés de nombreux acides aminés) qui calment la douleur et procurent du plaisir (voir encadré).

Leur libération dépend des émotions que l'on éprouve car, justement, les peptides sont régulés par le système limbique du cerveau, partie du cerveau associée à la mémoire et aux émotions.

Manger est ancré dans l'inconscient comme une valeur attachée à la survie ; c'est donc devenu, au cours de l'évolution humaine, un événement hautement « émotionnel ». Il en va d'ailleurs ainsi de tous les processus impliquant une notion de survie : nourriture, sexe, respiration. Les émotions « affectent » littéralement ces processus. Par exemple, lorsque l'on est déprimé, on peut avoir du mal à respirer, ou bien ne plus avoir de désir sexuel, ou encore avoir des crises de boulimie.

Si le cerveau envoie au corps des messages, il en va de même du corps qui informe le cerveau sur ce qu'il ressent. Intestins et pancréas sont, par exemple, des organes « sensibles ».

En effet, les intestins sont couverts de récepteurs de neuropeptides qui échangent avec intensité des informations sur le contenu des émotions. L'expression « ressentir viscéralement » n'est pas dénuée de fondement scientifique (voir encadré page ci-contre) !

Le pancréas, quant à lui, libère au moins 20 peptides différents associés aux émotions, qui permettent de réguler l'assimilation et le stockage des nutriments. Tous transportant également des informations sur les sensations de satiété et de faim.

Lorsque l'on va bien mentalement, on est naturellement « branché » sur ces informations et l'on ne mange pas plus que nécessaire. En revanche, la dépression, qui a souvent pour origine le déni des émotions, pousse à manger sans faim (et parfois sans fin !) car alors manger devient un acte servant à enfouir plus ou moins consciemment des émotions peu agréables ou douloureuses.

LES MOLÉCULES DE L'ÉMOTION

Le corps et l'esprit forment un tout. La recherche scientifique a montré que le système immunitaire comme le système nerveux central ont une mémoire et une capacité d'apprentissage. Autrement dit, que les émotions ne sont pas situées uniquement dans le cerveau mais que, grâce aux neuropeptides et à leurs récepteurs, elles s'expriment aussi à partir des cellules réparties dans tout le corps. Si l'on définit le fonctionnement de l'esprit comme une communication « cerveau/cellules », l'esprit peut être perçu comme ayant une expansion naturelle dans tout le corps. Nous avons un système psychosomatique qui fonctionne à merveille : on peut agir à la fois sur son esprit... et sur son corps. On a ainsi défini depuis peu le tube digestif comme le second cerveau, faisant bien apparaître ce dialogue constant entre l'unité centrale cérébrale et la périphérie.

Quels sont les effets du stress sur le corps et sur le poids ?

↘ Le stress en lui-même n'est ni bon ni mauvais

Être stressé ne signifie pas forcément être « nocivement » stressé. Ce que l'on nomme « stress » est un mécanisme de défense de l'organisme qui joue un rôle décisif dans l'équilibre du corps et de l'esprit. Il peut se définir comme un syndrome d'adaptation, c'est-à-dire un ensemble de réactions biologiques permettant à l'organisme de s'adapter aux situations, physiques ou psychologiques.

Tout stress s'accompagne d'une réaction hormonale, avec libération d'adrénaline et de cortisol qui, tout d'abord, accroissent la pression sanguine et donnent un surcroît d'énergie pour faire face aux situations d'urgence. Une fois le danger écarté et l'état de stress passé, le niveau d'adrénaline décroît rapidement et le corps retrouve son équilibre hormonal.

La vie est exigeante et repousse sans cesse nos limites sans même laisser le temps de s'adapter. On a quotidiennement à faire avec un ordinateur rebelle, la pression du job ou le chômage, un divorce, des parents âgés ou des ados un peu difficiles. Le corps combat à sa façon : les muscles se tendent, le cœur palpite, les mains tremblent et transpirent, le visage devient rouge mais le corps n'est pas fait pour supporter un stress de long terme.

Si les agressions extérieures ne cessent pas, un état de stress chronique s'installe, qui peut avoir des conséquences graves. En effet, le système immunitaire affaibli rend vulnérable aux virus en tout genre ou à des maladies comme l'hypertension, l'artériosclérose, l'ulcère. Quant au cancer et aux maladies cardiovasculaires, le lien n'est pas prouvé scientifiquement mais les présomptions sont fortes.

↘ Le stress fait grossir

Sans envisager forcément le pire des scénarios, force est de constater que le stress est nocif et qu'en plus il fait grossir (il provoque plus rarement une anorexie). Le stress chronique induit un flot constant de cortisol qui stimule l'insuline, celle-ci encourage le stockage des graisses, spécialement dans l'abdomen (les Américains parlent de *toxic weight*). On comprend pourquoi le stress peut littéralement modeler la silhouette !

La libération de l'insuline est une réponse de l'organisme pour se recharger en énergie, cela revient à dire que cette hormone stimule l'appétit. Si le stress ne cesse pas, le besoin de manger persiste et, conséquence directe, l'aiguille de la balance grimpe inexorablement. Comme grossir est stressant, cela devient un cercle vicieux. Alors, quoi faire ? Ne pas se précipiter sur la première diète venue (il n'y a rien de plus stressant qu'un régime !) mais repérer les signaux d'alerte (stress, prise de poids) et agir en conséquence.

LA MORPHINE DU SPORTIF

Comme la nourriture, le sport pratiqué à haute dose agit comme une drogue en libérant des endorphines. Leur nom d'origine : *enkephaline* (du grec « tête »), la morphine du cerveau. Il s'agit d'un peptide qui se fixe sur les récepteurs d'opiacés, causant, entre autres, une analgésie et une euphorie propres à l'effort physique. Les coureurs de fond connaissent ce phénomène nommé « pic du coureur » (*runner's high*).

Comment réduire le stress ?

Comprendre le stress

Le stress est une agression qui provoque un choc émotionnel avec des répercussions physiques intenses.

• **Phase d'alerte :** l'organisme en alarme déclenche ses mécanismes de défense (via une sécrétion accrue d'hormones corticosurrénales) : abaissement de la température, chute de la tension artérielle, accélération du rythme cardiaque, sudation, horripilation de poils, envies urinaires ou autres.

• **Phase d'adaptation :** l'organisme résiste et réagit afin de maintenir l'équilibre, il accroît ses défenses : le sang est pompé de la périphérie vers le cœur, les poumons, le foie, et déserte certaines parties du cerveau. Normalement, cette phase permet de récupérer physiquement et émotionnellement. Dans le cas contraire, si le choc est trop intense, on passe à la phase suivante.

• **Phase d'épuisement :** si l'on ne peut ni fuir, ni contre-attaquer, ni récupérer, l'organisme perd ses moyens et entre dans une phase de fatigue chronique avec migraines, insomnies, douleurs articulaires, baisse des défenses immunitaires pouvant conduire à des maladies graves comme l'ulcère d'estomac ou l'hypertension. Lorsque les facteurs stressants disparaissent, tout rentre dans l'ordre ; en revanche, leur persistance sur le long terme peut conduire à la dépression.

Le stress ne passera pas !

Avec la maturité, la bonne santé est plus une question de choix qu'une question de chance et l'on peut parfaitement choisir de ne laisser ni le stress ni les kilos envahir sa vie. Plus facile à dire qu'à faire ; d'ailleurs vouloir vivre sans stress est illusoire. Cependant le propos est de se donner les moyens de ne plus subir mais d'agir et de faire d'un stress raisonnable un moteur qui permet d'avancer dans la vie, en pleine possession de ses moyens. Gagner en contrôle et en sécurité est ce que vous pouvez apprendre en faisant face au stress de votre vie.

TEST

Attribuez à chaque affirmation un score : 1 point pour ce qui est rarement vrai à 5 points pour ce qui est pratiquement toujours vrai. Si vous ne vous sentez pas du tout concernée, comptez 0.

- Aucun problème ne résiste au chocolat.
- J'aime m'offrir un bon dîner pour fêter une réussite professionnelle.
- Lors de mes précédents régimes, il m'est arrivé de tricher, simplement pour m'accorder un petit plaisir.
- Quand je suis particulièrement stressée ou en colère, je me sens mieux après avoir mangé quelque chose.
- J'ai un restaurant préféré où je retrouve régulièrement mes amis.
- Il y a un aliment dont j'ai toujours très envie quand je suis stressée.
- Je grossis toujours quand je suis sous pression.
- À chaque fois que je n'ai pas pu continuer mon régime, c'est qu'il y avait quelque chose qui n'allait pas bien dans ma vie.
- Je mange toujours trop lorsque je rends visite à mes parents.
- Je mange toujours trop après une dispute avec mon mari ou mon compagnon.

RÉSULTAT DU TEST

- Si vous totalisez moins de 21 points, vous utilisez peut-être parfois la nourriture comme une consolation mais vous ne la considérez pas fondamentalement comme une thérapie.
- Entre 22 et 36 points, la nourriture est pour vous une thérapie à temps partiel.
- Plus de 37 points : vous faites partie des personnes qui croient régler leurs problèmes par la nourriture.

Le stress est un malaise personnel que chacun doit gérer à sa façon ; il y a autant de recettes qu'il y a d'individus, avec une constante : un peu de bon sens.

↘ Avoir conscience de son stress

Quand les tension s'additionnent, le stress occupe une place tellement centrale qu'il en devient presque normal et l'idée même de vivre autrement est impensable. Les pensées négatives s'accumulent et toute situation devient difficile à vivre – ce qui conduit invariablement à l'inefficacité. En effet, dans cet état de stress aigu et continuel, le corps et l'esprit sont comme paralysés, une fatigue chronique s'installe et la plus petite charge de travail ou obstacle supplémentaires deviennent une montagne à soulever. C'est le signal d'alerte, il est urgent de s'interroger.

Méfiez-vous également des manifestations suivantes, qui indiqueraient un stress chronique :

- fatigue anormale persistante ;
- sensibilité et intolérance à la douleur morale, compensées par la boulimie, l'alcool, etc. ;
- fatigue le matin, envie de rester au lit, incapacité de faire les choses les plus élémentaires.

LES NOURRITURES DE L'HUMEUR

On constate des carences en certaines vitamines ou oligoéléments chez les personnes déprimées : manque de magnésium, vitamine B – en particulier la vitamine B6 qui joue un rôle important dans la transformation du glucose en énergie, régénérant ainsi les cellules et aidant à fabriquer des anticorps. Les principales sources de vitamine B6 sont le poulet, le saumon, les produits laitiers, les céréales, la banane et les légumes verts à feuilles. Quant au magnésium, on le trouve dans le cacao : une excuse toute trouvée pour manger du chocolat, qui n'a que des vertus thérapeutiques puisque c'est un antidépresseur naturel qui augmente la sérotonine ! Le poulet, les tomates et les légumes verts sont aussi riches en magnésium.

↘ Identifier la cause

Il est primordial d'identifier le ou les éléments stressants : un problème identifié est déjà à moitié résolu. Ensuite, tâchez d'évaluer son importance – ce qui conduit naturellement à « relativiser ». Enfin, il n'y a pas de honte à prendre conscience de sa propre fragilité et à ne pas supporter ce que d'aucuns considèrent comme normal, si cela ne cadre pas avec vos capacités, votre style de vie, vos envies ou votre personnalité.

Surtout ne culpabilisez pas mais ne rejetez pas non plus la responsabilité sur votre entourage : personne n'est une victime-née. Tout le monde a le choix, et quoiqu'il n'y paraisse, on fait toujours pour le mieux vis-à-vis de soi-même au moment présent. Si votre environnement est stressant, organisez-vous pour avoir un mode de vie plus serein, vous êtes libre aussi de faire des choix drastiques pour changer de vie si cela s'impose.

↘ Être en phase avec soi-même

Faire des choix pour son propre bien-être, c'est déjà se libérer du stress. On peut aussi s'aider en trouvant les moyens de recharger ses batteries.

Tout d'abord, apprendre à dire non, se fixer des objectifs réalistes et être plus tendre avec soi-même en renonçant au perfectionnisme que l'on s'impose habituellement.

Ensuite, retrouver des sensations agréables en s'organisant des plages de détente comme une ambiance apaisante en rentrant du travail, avec bain aux plantes et musique douce. Pourquoi pas une prise en charge de

---

NOCIF JUSQU'OÙ ?

Le stress altère le métabolisme de la cellule. Il perturbe les relations intercellulaires, les fragilise, dérègle et bouleverse. Il peut même tuer les neurones car ces dérèglements empêchent aussi le transport des informations, des enzymes et des nutriments. Or, la mort des neurones est impliquée dans des maladies (Alzheimer, Creutzfeldt-Jacob, Parkinson). Fort heureusement, il faut la disparition d'une grande quantité de neurones (80 % dans une région cérébrale donnée) pour que des symptômes apparaissent. Ce seuil n'est pas atteint au cours du vieillissement normal mais mieux vaut éviter de s'exposer à perdre des neurones à cause d'un stress chronique !

---

votre corps par un professionnel du massage expérimenté : réflexologie plantaire, massage californien ou autre massage ? Tout est bon pour soigner son image et retrouver l'estime de soi.

Enfin, contrôler ses émotions et être en phase avec soi-même font bien sûr partie de la gestion du stress. N'hésitez pas à employer des techniques appropriées : le yoga qui vise à réaliser l'harmonie entre le mental, le physique et le spirituel ; l'acupuncture qui régule le *ying* et le *yang* (les énergies positives et négatives) pour parfaire l'équilibre du mental et du physique ; la méditation qui élimine les pensées et problèmes en vidant le mental conscient pour explorer les chemins de l'inconscient et de l'expérience...

AU LIEU DE MANGER...

Que faire lorsque vous êtes stressée ?

- Inspirez profondément et tenez votre respiration pendant 10 secondes, puis expirez lentement. Recommencez trois fois.
- Parlez à quelqu'un de votre problème.
- Rédigez un journal intime.
- Modifiez la façon dont vous vous exprimez pour ne laisser passer que des messages positifs.
- Extériorisez votre colère ou frustration en poussant des cris dans un endroit discret.
- Faites-vous un petit cadeau.

Faut-il consulter un psy ?

↘ Vous avez tout essayé

Vous avez beau ne pas vous laisser terroriser par le commandement universel « Tu ne grossiras point », un jour cependant, après avoir tout essayé, vous vous rendez à l'évidence : vous traînez toujours un problème de poids.

↘ Le psy est-il votre dernier recours ?

Sans doute et pour plusieurs bonnes raisons, même si celles-ci ne sont pas forcément agréables à entendre. Pour parvenir à maigrir, il faut se faire aider pour progresser sur le plan psychologique. En voici les raisons.

- Les problèmes psychologiques et relationnels peuvent entraîner inconsciemment des modifications quantitatives et qualitatives dans votre façon de vous alimenter.
- Manger représente une manière de dissimuler son agressivité et sa violence. Des expressions comme « Je l'aurais bouffé » ou « J'ai ravalé ma haine » illustrent bien le passage dans le corps d'émotions inexprimables.
- Manger avec excès est le signe d'une insécurité matérielle et affective par rapport à l'avenir. Dans le psychisme peut se cacher la peur de manquer, qui fait stocker, ou la peur d'affronter le monde ou de ne pas être à la hauteur, qui fait mettre de l'épaisseur entre le monde et soi.
- Manger trop est un moyen de ne pas penser pour s'anesthésier et étouffer des sentiments douloureux. Cela permet de ne pas affronter les émotions auxquelles on ne peut pas faire face.

Le fait de rester grosse n'annulera pas par magie les difficultés psychologiques : alors pourquoi ne pas se faire aider dans ce domaine-là comme vous le feriez dans un autre ? Il ne s'agit pas obligatoirement de vous lancer dans une psychothérapie approfondie et de long terme, quoique ce soit parfois la seule façon de faire face à votre inconscient, car sans en avoir conscience justement vous pouvez avoir intérêt à rester grosse ou bien vous pouvez avoir peur d'être mince.

Quoi qu'il en soit, l'aide doit être adaptée à vos difficultés. Un soutien psychologique, telles une thérapie cognitive et comportementale de moyenne durée ou une psychothérapie psychanalytique, ou autres écoles de pensée, peut assurer le soutien nécessaire. Certes, il est plus facile d'accuser les calories que de se remettre en question en dehors du champ alimentaire. Cependant, la souffrance et le rejet engendrés par l'obésité valent bien une remise en question. Vu sous cet angle, c'est aussi une aventure qui peut enrichir la vie.

↘ Où trouver un thérapeute ?

Thérapie comportementale ou cognitive ? Pour vous faire une idée, en voici les définitions.

• **La thérapie comportementale.** Elle démasque les situations favorisant une prise de nourriture inappropriée et fournit les moyens de les éviter. La psychothérapie commence souvent par des séances de groupe et peut se poursuivre par des entretiens particuliers. Cette thérapie, associée à un régime pas trop restrictif, est recommandée aux personnes qui mangent régulièrement avec excès à cause de stimulations extérieures comme la convivialité ou le stress.

• **La thérapie cognitive**. Plus axée sur la personne et ses pensées négatives que sur son environnement, cette thérapie n'explore pas le passé comme la psychanalyse mais travaille sur la réalité présente. Elle apprend à penser positivement et à mettre en place un nouvel équilibre psychique et nutritionnel.

Pour obtenir des adresses de praticiens réalisant ces thérapies, consultez le site de l'AFTCC (Association française des thérapies comportementales et cognitives) : www.aftcc.org

Chapitre 2
Questions « régime »

« Pro » du régime, changez de tactique : les régimes font grossir ! Oubliez les privations et adoptez une alimentation et un mode de vie qui permettent d'éviter de prendre du poids et aussi de se débarrasser du surpoids rebelle quand c'est nécessaire. Il s'agit de faire des choix et de rectifier ses habitudes alimentaires en étant conscient de ce qui est bon pour la santé et pour la ligne. Créez-vous un programme plutôt que de suivre un régime. En effet, les besoins nutritionnels changeant avec l'âge, les apports en micronutriments, vitamines, acides aminés ou acides gras doivent être adaptés pour vous permettre de préserver votre vitalité, d'éviter la sensation de fatigue et de garder une belle peau.
De plus, si vous voulez lutter contre les « radicaux libres » qui favorisent le vieillissement prématuré et les pathologies tant redoutées comme les maladies cardiovasculaires et le cancer, privilégiez les aliments qui contiennent des antioxydants. En la matière, l'alimentation est votre meilleure protection !

La chasse aux mythes

Prendre du poids ne relève ni du hasard, ni de la magie, mais plutôt d'erreurs nutritionnelles répétées ou de mauvaise volonté. Il est aussi des mythes qui ont la vie dure, à exorciser d'urgence !

↘ Mythe 1 : se nourrir uniquement de salades fait maigrir

Vous nourrir comme un lapin est une stratégie à court terme et un mode alimentaire particulièrement déséquilibré. Les salades et les crudités vous feront maigrir au début mais votre perte de poids ne durera pas, faute de protéines.

Sans protéines en quantité suffisante, vous vous exposez à perdre davantage de muscles que de graisse. Autre point négatif : manger trop de fibres fait gonfler !

↘ Mythe 2 : la bonne stratégie est d'abuser des aliments peu caloriques

Et le plaisir dans tout ça ? Premièrement, se bourrer, que ce soit d'aliments peu caloriques ou non, est une notion peu acceptable moralement et diététiquement, car cela implique que l'on ne maîtrise ni ses pulsions, ni sa faim. Dissocier systématiquement la raison de l'envie

UN PEU D'HISTOIRE

Toutes les sociétés et toutes les religions préconisent de jeûner pour purifier son corps. Carême, Yom Kippour, Ramadan... Le jeûne fut même une arme politique employée par Gandhi.
Refuser de manger, c'est se couper de la réalité. Baudelaire parlait du silence suspect du buveur d'eau, qui pourrait s'appliquer à celui qui jeûne volontairement dans notre société. Manger moins, c'est essayer de ne pas être entravé par son estomac, c'est aller vers la spiritualité, vers le haut en ignorant le bas, mais on peut aussi par l'alimentation dériver de la biologie moléculaire à la psychanalyse !

ouvre la porte à des conduites de rattrapage ; lassé de la salade, on se jette sur la religieuse au chocolat.

Deuxièmement, manger est un acte sacré dans bien des cultures qui ne connaissent pas l'abondance. Dans nos sociétés occidentales, manger est signe de convivialité et de plaisir, et le plaisir, ça ne fait pas grossir.

↘ Mythe 3 : plus on boit d'eau, plus on maigrit

L'eau n'a jamais fait maigrir personne ! La graisse ne s'élimine ni par la transpiration, ni par les urines, elle est brûlée par l'organisme lui-même. Le fait de boire beaucoup ne fait pas maigrir ; en revanche, un organisme qui maigrit fabrique plus de déchets et boire 1 litre et demi d'eau par jour aide le rein à éliminer ces déchets supplémentaires.

↘ Mythe 4 : on peut remplacer un apéritif par un jus de fruits

Un verre d'apéritif équivaut à 120 kcal contre un verre de jus de fruits (15 cl) à 60-90 kcal. Mais le danger est de boire davantage de jus de fruits en se croyant à l'abri. Tout est une question de dose : une coupe de cham-pagne n'est pas plus calorique qu'un grand verre de vin mais il faut savoir aussi que l'alcool ouvre l'appétit, à vous de gérer les situations au cas par cas.

↘ Mythe 5 : c'est ce que l'on mange le soir qui se transforme en graisse

Certes, les grignotages du soir bourrés de glucides risquent d'entraîner un surpoids mais ce n'est pas aussi systématique qu'il n'y paraît. Le métabolisme de base fonctionne nuit et jour, les organes, notamment le foie, brûlent des calories pour transformer les nutriments et fabriquer des enzymes. Cette usine interne dépense environ 65 % de l'énergie totale.

Il est vrai, cependant, que, d'une part, on dort mieux avec un estomac léger et que, d'autre part, on brûle incontestablement plus de calories dans la journée à cause de l'activité physique.

Qu'est-ce qu'un régime ?

C'est ce qu'il ne faut pas faire si l'on veut maigrir durablement !

Diete, *dieta*, *diet*, diète : dans toutes les langues, le régime a une consonance funeste. Le mot en lui-même signifie « privations, restrictions, frustrations et interdits » ; avec un peu d'imagination, il ferait même penser à carême ou famine !

Alors pourquoi ne pas éliminer le mot régime purement et simplement de son langage et de son imagerie mentale et perdre du poids sans se faire violence ?

La recette ? Il n'y a ni recette universelle ni remède miracle, mais il y a un minimum de connaissances à acquérir en diététique, des sensibilités individuelles et des chemins de vie différents à respecter, et, dans tous les cas, beaucoup de bon sens à avoir.

Par-dessus tout, il faut absolument sortir de la culpabilité et du cercle vicieux « régime/pas régime ». À l'évidence, tous les plaisirs sont à portée de la main. Or, on voudrait de préférence manger sans grossir – ce qui pousse à vouloir en permanence calculer et maîtriser les conséquences de son plaisir.

Si vous vous posez la moindre question au sujet d'une barre de chocolat ou d'une assiette de frites, vous vous fourvoyez déjà, parce que, tôt ou tard, vous craquerez – c'est humain –, vous culpabiliserez et, en plus, vous aurez avalé des calories sans plaisir. Comment tenir le coup alors que l'on passe la valeur de 13 ans de notre vie à manger et que l'on se met à table 70 000 fois en moyenne dans une vie !

Fini le temps du « régime, c'est pour demain »

Mincir durablement, c'est « passer à autre chose » et décider de ne plus jamais se dire : « Tant pis, pour une fois, je m'empiffre, le régime c'est pour demain. » Comment faire pour que votre esprit, 10 fois par jour s'il le faut, chasse vos pensées « régime » ?

Tout le monde a le pouvoir de changer ses pensées en un instant. Supposons que vous pensiez à un chien écrasé au bord de la route... c'est une pensée sinistre que vous voulez chasser de votre esprit. Pour ce faire, vous imaginez un champ de coquelicots : et voilà, vous avez changé de pensée. Personne ne peut dire comment ça marche (même pas le docteur Freud) mais tout le monde peut le faire.

Après, il suffit de mettre en pratique votre nouveau fonctionnement mental, c'est-à-dire adopter un mode de vie différent en réorganisant votre alimentation : manger de tout mais en moindre quantité, favoriser les aliments frais, croquants, la bonne qualité. Avant tout, tenez compte de vos goûts et demandez-vous si vous pourrez manger ainsi toute votre vie ou si les modifications apportées impliquent trop de privations ; c'est essentiel pour ne pas regrossir.

Après tout, être à l'écoute de ses besoins, réhabiliter le plaisir des sens et entretenir son corps, ce n'est pas le bagne, il y a pire comme régime !

Pourquoi a-t-on parfois la sensation d'avoir toujours faim ?

↘ Un carburant à recharger

L'envie de manger est tout à fait naturelle, c'est le signal que les réserves d'énergie s'amenuisent. La quantité de nourriture, ainsi que le moment où l'on mange ne seraient ainsi que le reflet de la quantité de carburant dont l'organisme a besoin ?

En théorie seulement... car, bien sûr, il y a des jours où l'on ne pense qu'à manger. Il en est ainsi car le mécanisme de la faim est contrôlé par de multiples facteurs, certains d'ordre physiologique et d'autres psychologique, le tout orchestré par l'hypothalamus (voir encadré ci-contre). Les hormones en berne, ménopause et syndrome prémenstruel s'entendent à envoyer des messages émotionnels qui dominent facilement les messages chimiques envoyés par les organes, les cellules et le cerveau (voir chapitre 1).

Tout un cortège d'hormones participent à la régulation du mécanisme de la faim. L'insuline, hormone hypoglycémiante, a une action à faible dose dans des sites spécialisés du cerveau ; elle se comporterait comme un activateur du rassasiement et contribuerait à l'arrêt de l'ingestion alimentaire. La leptine, mise en évidence en 1994 (du grec *leptos*, « minceur ») est une hormone sécrétée par le tissu adipeux (ce qui rend compte de la nature endocrinienne des adipocytes que l'on pensait n'être que de vulgaires cellules graisseuses). La leptine tient informé constamment le

---

INCONTOURNABLE HYPOTHALAMUS

L'hypothalamus est le centre régulateur des fonctions métaboliques et instinctives fondamentales. Il intervient dans la libération des hormones hypo-physaires, régit le comportement alimentaire, la faim et la soif (les centres de satiété inhibant ceux de la faim), et enfin règle les niveaux métaboliques pour faire monter ou descendre les dépenses caloriques. C'est dire que les comportements les plus fondamentaux de la vie ne dépendent que de 1 % du volume total du cerveau ! (D'après *La Diététique du cerveau* de J.-M. Bourre, éd. Poche Odile Jacob.)

---

cerveau ainsi que l'hypothalamus du niveau des réserves énergétiques de l'organisme. À l'âge des changements hormonaux, son taux diminue – ce qui rend les femmes vulnérables aux excès alimentaires. On peut encore citer la CCK (cholécystokine), qui, sécrétée par le tube digestif, freine l'ingestion, et la ghréline, sécrétée par l'estomac. Cette dernière active la sensation de faim et serait impliquée dans l'échec des régimes en augmentant en réaction aux restrictions alimentaires. On se rend bien compte de la complexité des mécanismes de régulation de la prise alimentaire qui rend compte de la complexité même de l'être humain.

↘ L'appétit sous contrôle

L'appétit est influencé par la nature de ce que l'on mange, ainsi que par la quantité. Comme par hasard, les gâteaux laissent toujours un petit goût de pas assez... Normal, les protéines rassasient plus que les graisses ou les sucres (à l'exception des sucres lents).

Il est donc nécessaire d'être à l'écoute des signaux de satiété et de marquer un temps d'arrêt avant de continuer à manger car, même si le cerveau met 20 mn avant d'enregistrer l'information de satiété, nous avons bien des signaux de contrôle qui nous indiquent si la quantité de nutriments que nous avons mangée est suffisante et adéquate. C'est tout un processus de contrôle qui se met en place : d'abord, l'estomac se distend, sa paroi perçoit cette distension et la signale aux centres nerveux ; puis le bol alimentaire broyé par l'estomac passe dans l'intestin qui l'analyse et fournit des informations au cerveau ; enfin, le foie, où convergent les différents nutriments avant d'être répartis dans les cellules, « conseille » les centres commandant la prise alimentaire sur l'opportunité de s'arrêter ou de continuer à manger.

En conclusion, en dehors des mécanismes sophistiqués élaborés par notre corps, il est sage de tout simplement manger à sa faim, c'est-à-dire de s'arrêter quand le plaisir disparaît.

Demandez-vous aussi parfois si vous avez vraiment faim ou seulement soif, on confond souvent les signaux de déshydratation avec ceux de la faim. Buvez et ensuite avisez...

Comment ne pas se priver et perdre du poids ?

Il est plus facile de garder la ligne si l'on se prive peu ou pas du tout. Il est aberrant de s'affamer, cela conduit inexorablement à un processus d'échec qui favorise les attitudes compulsives.

Sans grands bouleversements mais avec seulement quelques aménagements diététiques et sportifs, on peut perdre 2 kg par mois, soit 500 g par semaine. C'est la vitesse d'amaigrissement que les nutritionnistes recommandent. Sur 10 mois, cela fait tout de même 20 kg de perdus !

En modifiant ses comportements, en négociant avec soi-même (c'est triste de renoncer à ce bout de fromage, et alors ?) et en s'autorisant quelques petites astuces, il est possible de perdre du poids sans « être au régime » :

- **Ne plus compter ses calories** mais se faire confiance (au moins un tout petit peu !) ; visualiser les quantités (100 g de pâtes, qu'est-ce que ça représente ?). Faites des repas moins copieux pour réduire, mine de rien, le montant global des calories et prendre la bonne habitude de manger moins.
- **Mâchez lentement**, relaxez-vous avant d'attaquer le plat et posez vos couverts après quelques bouchées, ou encore divisez la taille de vos bouchées par deux. Évaluez le degré de satiété sur une échelle de 1 à 10, et arrêtez-vous à 5, c'est largement suffisant.

DE L'IMPORTANCE DE LA MASTICATION

C'est un garde-fou contre l'excès alimentaire mais aussi un acte essentiel de l'espèce humaine nous distinguant de l'animal carnivore qui déchire sa nourriture et l'avale. En mastiquant, on prend conscience de l'acte de manger.

- **Consacrez du temps à vos repas**, sans stress. Cuisinez vous-même quand c'est possible (au lieu d'acheter des plats industriels). Dressez une belle table (çà ne prend pas beaucoup plus de temps) et mangez dans le calme (sans télévision).

• Testez votre force morale en flânant au marché du week-end parmi les stands de fruits et légumes et en ignorant superbement les devantures de charcuteries-traiteurs.

• Remplissez votre réfrigérateur de gâteries du style tomates cerises, blancs de poulet ou de dinde, fines tranches de viandes froides, radis roses, carottes, fromage blanc battu avec de la ciboulette finement hachée... Que d'agapes en perspective !

• Au placard les grandes assiettes blanches ! Offrez-vous de petites assiettes aux couleurs éclatantes : avec la même quantité d'aliments, votre assiette reflétera l'opulence.

• Aidez-vous avec l'application santé KcalMe pour IPhone ou Ipad (bientôt disponible sur tous les Smartphones), qui est un calorimètre virtuel en 3D qui visualise vos portions consommées, les traduit en calories et en remplit votre avatar (votre représentation virtuelle) au fur et à mesure ; le but du jeu est de finir la journée à 100 % de remplissage ni plus ni moins (on accepte 10 % d'écart). Cela vous aide à vous coacher. On parle de *serious gaming* et cette toute nouvelle e-santé prend de l'importance pour servir de relais aux consultations médicales.

LE PLAISIR FAIT MAIGRIR !

Le plaisir de manger augmente la dépense énergétique, l'organisme est plus vorace en calories car la consommation d'oxygène peut doubler. Bonne nouvelle : manger le même gâteau tristement ou avec délectation est plus ou moins source d'adiposité. Alors, savourez !

Quelles sont les bases d'une alimentation « minceur » équilibrée ?

L'équilibre alimentaire est bon pour la santé mais il ne fait pas forcément maigrir. Le but est de concilier une alimentation qui soit une prévention anti-âge en apportant bien-être et santé (à ce propos, pensez à ne pas fumer pour une longévité optimale !), tout en étant une alimentation « minceur ».

Sans tomber dans le perfectionnisme diététique, il est possible d'intégrer au quotidien des aliments reconnus pour leurs effets bénéfiques et d'être attentif à son attitude face à la nourriture – une stratégie développée et expliquée en détail au fil des pages de ce livre. En voici la trame.

↘ Privilégiez les aliments anti-cholestérol

Avec les transformations hormonales, les risques de maladies cardiovasculaires chez la femme deviennent comparables à ceux des hommes. Choisissez de préférence les aliments qui fournissent de la vitamine E et les acides gras protecteurs tels que l'huile d'olive et l'huile de colza riches en acides oméga 3 plutôt que le beurre et la margarine. Cependant, ne supprimez pas totalement le beurre car il fait monter le HDL-C (cholestérol protecteur).

Privilégiez également les poissons des mers froides (comme le saumon), évitez les graisses animales et pensez à consommer quotidiennement des fruits et des légumes.

↘ Renforcez votre taux de calcium

Les besoins en calcium augmentent avec l'âge, il est donc particulièrement important de ne pas en manquer. En effet, le calcium joue un rôle prépondérant dans la régulation du rythme cardiaque, sur l'excitabilité neuromusculaire (palpitations, tétanie) et dans la coagulation du sang.

Le calcium (ainsi que la vitamine D) joue aussi un rôle préventif dans l'ostéoporose, qui touche 30 % des femmes ménopausées. Bien que l'ostéoporose soit liée à un facteur génétique, on peut la prévenir en

Comment combiner alimentation santé et alimentation minceur ?

↘ Équilibrez tous les nutriments

L'organisme a besoin de variété pour fonctionner correctement, les nutriments ne peuvent être remplacés les uns par les autres. On est souvent tenté de faire l'impasse sur certains en espérant maigrir. Or, pour bien maigrir, il faut manger un peu de tout :

- **des protéines** pour renforcer sa masse maigre ;
- **des glucides** (surtout complexes) pour le bon fonctionnement du cerveau et pour éviter l'hypoglycémie et les pertes de contrôle alimentaire ;
- **des lipides** pour satisfaire ses besoins en énergie et avoir une belle peau.

La répartition des divers nutriments au cours de la journée est aussi à prendre en compte.

↘ N'ayez pas d'aliments tabous

Manger de tout avec modération est une des clés de la minceur. À l'inverse, la « restriction cognitive » est un système fortement répandu qui consiste à croire qu'il existe de « bons » aliments aux vertus diété-

---

ASTUCES POUR GARDER LA LIGNE

- Si vous arrêtez de grignoter entre les repas, vous perdrez 500 g/semaine.
- Si vous marchez au moins 30 min par jour, vous perdrez 1 kg en 6 semaines.
- Si vous faites 45 min d'aérobic 3 fois par semaine, vous perdrez 500 g en 2 semaines et demi.
- Si vous vous limitez à un total de 1 500 kcal par jour, vous perdrez 500 g/semaine.
- Si vous ne mangez plus de sucreries, vous perdrez 6 kg et demi en 6 mois.
- Si vous faites 30 min d'étirements 3 fois par semaine, vous gagnerez 500 g de muscles.

---

tiques incontournables et de « mauvais » aliments qui symbolisent toutes les tentations et qui font diaboliquement grossir.

Si c'est le cas, cessez le jeu des transgressions et réconciliez-vous d'urgence avec la nourriture pour ne pas perpétuer le phénomène yo-yo.

↘ Soyez à l'écoute de vos sensations

Rien d'ésotérique, il s'agit de plaisir et de bon sens ! Ayez la sagesse de vous contenter de manger quand vous avez faim et arrêtez-vous quand les signaux de la satiété apparaissent. Attendez avant de vous resservir car le cerveau est lent à enregistrer le message. Concentrez-vous sur le goût des aliments, leur saveur, leur odeur, leur consistance... beaucoup plus gratifiants que le nombre de calories ou le pourcentage de matières grasses (voir aussi encadré « Psys hédonistes »). C'est aussi le meilleur moyen de se sentir rapidement rassasié et de prendre du plaisir en même temps... après tout, c'est le but recherché.

↘ Diminuez vos quantités

Il est certain que, pour mincir, il faut diminuer les quantités absorbées car, au-delà d'un certain âge, manger comme un ogre fait à coup sûr le lit des kilos. Les besoins diminuent, emboîtez-leur le pas en réduisant un peu vos apports et en bougeant davantage.

QUESTION DE CHOIX

Les aliments se définissent par rapport à leur densité nutritionnelle (exprimée en g ou en mg de nutriments – protéines, lipides, glucides – pour 100 kcal d'aliments).

Pour une même valeur calorique ou, en d'autres termes, pour une même valeur énergétique, il est plus intéressant, pour avoir sa ration de protéines et de calcium, de consommer, par exemple :

- un croque-monsieur (100 mg de calcium pour 100 kcal), qui apporte trois fois plus de calcium qu'un friand au fromage (33 mg de calcium/100 kcal),
- ou encore un steak-spaghettis (8 g de protéines pour 100 kcal) qui représente le double d'une assiette de raviolis (4 g de protéines/100 kcal).

Il suffit d'y penser pour acquérir les bons réflexes et se nourrir utile.

↘ Manger moins gras et moins sucré

Cependant, l'apport énergétique n'est pas seulement une question de calories globales : le gras rend gras, il faut donc diminuer les graisses alimentaires.

Ceci dit, toutes les graisses ne sont pas les mêmes (il en existe de très bonnes) et un apport minimum est indispensable.

Méfiez-vous particulièrement des graisses cachées contenues dans de nombreux produits de consommation courante et dans les plats industriels.

Faut-il manger moins quand on vieillit ?

↘ Changez plutôt votre mode alimentaire !

Plutôt que de se restreindre en réduisant drastiquement le montant de vos calories, modifiez vos habitudes alimentaires et augmentez votre activité physique. Plus on suit un régime restrictif et plus il est difficile de maigrir ; l'organisme qui tourne au ralenti brûle alors de moins en moins d'énergie et tout excès se traduit immédiatement par une prise de poids.

Il est certain que les besoins du métabolisme de base diminuent avec l'âge (voir chapitre 1).

Par conséquent, pour ne pas grossir, il faut rester dans le cadre d'un apport global qui ne dépasse pas les besoins liés à l'âge.

Si vous voulez maigrir, plusieurs choix s'offrent à vous. Vous pouvez diminuer de quelques centaines de calories votre ration alimentaire pendant un temps donné, ou augmenter vos activités physiques, ou encore faire les deux à la fois, ce dernier choix étant la solution la plus efficace. En effet, les dépenses liées à l'activité physique représentent généralement 25 à 30 % des dépenses totales de la journée, mais cette part peut être augmentée et atteindre 50 %, voire plus.

Vous pouvez donc moduler l'utilisation de la graisse corporelle en augmentant vos dépenses physiques de façon significative.

De toute façon, après 40 ans, il faut se faire une raison, en étant trop sédentaire, vous avez toutes les chances de prendre du poids.

↘ Évaluez d'abord vos apports caloriques

Commencez par faire un bilan de votre situation actuelle. À l'aide d'une table des calories ou avec les conseils de votre médecin nutritionniste, faites le calcul de ce que vous consommez sur une journée (sans oublier les grignotages). Puis estimez votre niveau d'activité physique pour pouvoir vous situer dans l'une des catégories ci-contre (voir encadré).

Si vous êtes au-delà du montant recommandé, vous avez sans doute un surpoids dû à un apport en énergie excédant vos dépenses.

En règle générale et lorsque l'on a un surpoids modéré, il faut réduire son apport nutritionnel de 250 kcal par jour pour perdre 1 kg en un mois et de 500 kcal par jour pour perdre 2 kg par mois. Par exemple, dans le second cas, si vos besoins sont de 2 000 kcal, vos apports devront être de 2 000 kcal - 500 kcal, soit 1 500 kcal par jour : ce qui représente un régime hypocalorique couramment prescrit (ne pas descendre en dessous !).

↘ Réduisez vos apports caloriques

Aux alentours de 45-50 ans, compte tenu du ralentissement du métabolisme, il est probable qu'en étant sédentaire, vous devrez abaisser votre consommation à 1 700 kcal par jour pour ne pas grossir.

Vous pouvez calculer approximativement vos dépenses métaboliques (voir encadré page suivante). Par exemple, si vous êtes une femme de 45 ans qui pesez 65 kg, les calories dépensées par votre métabolisme seront de 65 x 20 = 1 300 kcal.

À ce montant, il faut ajouter vos dépenses physiques qui sont, par exemple, de 400 kcal par jour si vous êtes sédentaire. Votre total sera donc de 1 700 kcal par jour.

Si vous continuez tranquillement sur le rythme de 2 000 kcal par jour et n'êtes pas plus active, vous additionnez un bonus de 300 kcal par jour – ce qui représente 1 kg de pris chaque mois (sachez par exemple que 1 kg de graisse représente 9 000 kcal) ! Pas étonnant que certaines femmes se plaignent de grossir à partir d'un certain âge, il y a des raisons.

C'EST MATHÉMATIQUE !

Les calories alimentaires prises en excès, surtout les lipides et les glucides, sont principalement stockées dans le tissu adipeux après transformation, sous forme de lipides (triglycérides). Résultat : nos bourrelets augmentent de volume !
En revanche, si la quantité de calories absorbée est inférieure à la dépense calorique de base, les besoins énergétiques de l'organisme sont assurés par l'utilisation des graisses du tissu adipeux. Bilan : une perte de poids et une taille de vêtement en moins !

Estimez votre niveau d'activité

↘ Femmes

Sédentaire (travail de bureau, pas d'exercice)	1 800 kcal/jour
Activité moyenne (travail actif, exercice régulier)	2 000 kcal/jour
Activité importante (travail énergique, 3 séances de gym/sem)	2 200 à 2 400 kcal/jour

↘ Hommes

Sédentaire (travail de bureau, pas d'exercice)	2 100 kcal/jour
Activité moyenne (travail actif, exercice régulier)	2 500 kcal/jour
Activité importante (travail énergique, 3 séances de gym/sem)	3 000 à 3 500 kcal/jour

Calculez vos dépenses métaboliques

Femmes de 30 à 50 ans	poids en kg x 20 = montant en kcal
Femmes de plus de 50 ans	poids en kg x 18 = montant en kcal
Hommes de 30 à 60 ans	poids en kg x 22 = montant en kcal

Le chiffre obtenu doit être multiplié par un coéfficient qui varie en fonction de l'activité physique. Pour une activité sédentaire, on multiplie par 1,25 chez la femme et par 1,30 chez l'homme.

Dans cet exemple, non seulement il ne faut consommer que 1 700 kcal par jour pour garder un poids stable, mais, pour maigrir de 2 kg par mois, il faudra réduire davantage les apports : 1 700 kcal – 500 kcal = 1 200 kcal. Cela semble peu et difficile à tenir sur plusieurs mois. La solution la plus raisonnable est alors de réduire vos calories de seulement 250 kcal par jour : ce qui donne 1 700 kcal – 250 kcal = 1 450 kcal. Augmentez votre activité physique pour « brûler » les 250 kcal restantes (1 450 kcal – 250 kcal = 1 200 kcal). Ainsi, vous pourrez maigrir de 2 kg par mois.

Ce n'est qu'une proposition parmi d'autres, il existe d'autres alternatives à déterminer selon vos antécédents, votre mode de vie, votre âge, etc. Pour perdre sérieusement plus de quelques kilos, il est recommandé de prendre conseil auprès d'un nutritionniste ou d'un service hospitalier spécialisé.

NI TROP, NI TROP PEU

Pas facile d'évaluer instinctivement ou de visu le poids des aliments les plus courants. Comme les calories sont liées à la quantité, mieux vaut se faire une petite idée.

- 1 tranche de jambon = 50 g
- 1 part de viande ou de poisson = 125 g
- 1 assiette de légumes verts = 250 g
- 1 assiette de pâtes ou riz crus = 70 g ; cuits = 200 g
- 1 fruit moyen = 125 g
- 1 noisette de beurre = 10 g
- 1 c. à soupe de crème fraîche = 25 g
- 1 c. à café d'huile ou de mayonnaise = 10 g
- 1 yaourt = 125 g
- 1/8e de baguette = 30 g
- 1 bol de lait = 250 ml
- 1 tasse de lait = 120 ml
- 1 part de céréales = 35 g
- 1 pincée de gruyère râpé = 5 g
- 1 c. à café de confiture = 20 g
- 1 biscuit sec = 10 g
- 1 biscuit fourré = 20 g
- 1 c. à soupe de sucre = 20 g
- 1 crème dessert = 125 g

Quels sont les apports nutritionnels conseillés ?

À quoi servent les nutriments ?

Les nutriments se trouvent dans les aliments que nous mangeons, De quoi sont-ils composés au juste ? Sans trop entrer dans des détails scientifiques, il est important d'avoir quelques notions de base afin d'utiliser au mieux notre alimentation pour rester en forme et maîtriser son poids.

Les protides

Les protides ou protéines sont des nutriments formés d'acides aminés, constituant des enzymes impliquées dans le fonctionnement du métabolisme.

Les acides aminés sont au nombre de 21 dont 8, dits « acides aminés essentiels », sont indispensables.

Ils doivent absolument être apportés par l'alimentation car l'organisme ne peut pas les synthétiser.

La valeur alimentaire des protides diffère selon leur nature et leur origine, protéines animales ou protéines végétales.

En dehors de leur rôle indispensable à la fabrication des molécules gérant les activités de l'organisme, les protides sont également utilisables sous forme d'énergie : ils apportent aux cellules des matériaux de construction.

Les glucides

Les glucides ou sucres, ou encore hydrates de carbone, représentent la source d'énergie des muscles, y compris les muscles viscéraux comme le cœur.

Ils sont également les aliments de base du système nerveux et du cerveau. Utilisable par les cellules sous forme de glucose, la plus petite molécule servant de base aux glucides est la seule que l'on retrouve dans le sang. Le stockage des glucides dans l'organisme (sous forme de glycogène dans le foie et les muscles) est faible (une douzaine d'heures seulement), mais leur stockage dans les tissus graisseux est important. Ce stock constitue une réserve d'énergie disponible, mais qui, en excès, conduit les glucides à être transformés et stockés – d'où une prise de poids.

La diététique fait la distinction entre « sucres rapides » et « sucres lents » et prend également en compte l'index de glycémie des aliments glucidiques car l'augmentation de la glycémie (taux de glucose dans le sang après ingestion des sucres), ne dépend pas seulement de cette distinction mais aussi d'autres facteurs.

↘ Les lipides

Les lipides ou graisses sont composés de glycérol et d'acides gras. Trois d'entres eux sont dits « acides gras essentiels » et ne sont pas synthétisés par l'organisme. Il est donc important d'en consommer (les lipides

SÉDENTAIRE OU ACTIF ?

Il ne s'agit pas du sport que l'on peut pratiquer, mais de l'énergie dépensée au quotidien. Prendre l'ascenseur ou l'escalier, le métro ou les trottoirs, la différence se chiffre vite !

- **Marcher : 100 kcal/h**
- **Prendre les transports en commun assis : 30 kcal/h**
- **Marcher rapidement : 190 kcal/h**
- **Prendre les transports en commun debout : 45 kcal/h**
- **Monter un escalier : 350 kcal/h**
- **Descendre un escalier : 80 kcal/h**
- **Faire du vélo : 390 kcal/h**
- **Conduire sa voiture : 55 kcal/h**
- **Jardiner : 130 kcal/h**
- **Regarder la télévision : 20 kcal/h**
- **Faire les courses (en portant un cabas) : 180 kcal/h**
- **Faire les courses (en poussant un Caddie) : 80 kcal/h**
- **Jouer d'un instrument : 100 kcal/h**
- **Écouter de la musique : 15 kcal/h**
- **Travail ménager intense : 100 kcal/h**
- **Travail ménager léger (cuisiner, tricoter, coudre) : 50 kcal/h**
- **Travailler sur ordinateur : 55 kcal/h**
- **Réfléchir : 25 kcal/h**

sont le support de certaines vitamines) mais aussi de faire attention à leur origine : graisses d'origine animale terrestre ou provenant des poissons ou encore graisses végétales, toutes ne contiennent pas les mêmes acides gras et n'ont pas les mêmes effets sur la santé.

Les lipides sont riches en calories permettant de constituer des réserves d'énergie importantes. Ces réserves sont stockées dans le tissu graisseux : ce qui explique que l'on puisse rester, si besoin est, sans manger pendant plusieurs semaines (ce n'est pas conseillé pour maigrir !).

↘ À la bonne dose

En règle générale, on considère que la ration calorique quotidienne des différents nutriments (en pourcentages) est de :

- **pour les protéines,** 12 à 15 % de la ration calorique quotidienne ;
- **pour les glucides,** 55 à 60 % ;
- **pour les lipides,** 30 % dans l'idéal.

Ces pourcentages dépendent aussi de l'activité et du sexe.

↘ Femmes

	Sédentaire	Activité moyenne	Activité importante
Protéines	43 à 65 g	48 à 72 g	53 à 79 g
Lipides		0 à 35 % des calories	
Glucides		55 à 60 % des calories	

↘ Hommes

	Sédentaire	Activité moyenne	Activité importante
Protéines	50 à 76 g	65 à 97 g	72 à 126 g
Lipides		0 à 35 % des calories	
Glucides		55 à 65 % des calories	

↘ Sachez décrypter les étiquettes

- Les nutriments énergétiques apportent tous des calories : 4 kcal pour 1 g de protides ou 1 g de glucides ; 9 kcal pour 1 g de lipides ; 7 kcal pour 1 g d'alcool.
- Les nutriments non énergétiques n'apportent pas de calories ; ce sont l'eau, les sels minéraux, les vitamines et les oligoéléments.
- Un aliment dont l'étiquette indique 20 g de lipides et 30 g de glucides se traduira par 180 kcal en lipides et 120 kcal en glucides : ce qui est en fait très gras et glucido-lipidique, donc pire.
- Si l'étiquette porte la mention « glucides dont sucres assimilables », il s'agit d'une astuce : tous les sucres sont des glucides, il n'y a que les fibres qui soient des polysaccharides résistant à la digestion dans l'intestin grêle.
- S'il est précisé « matières grasses végétales », la prudence s'impose : il s'agit sans doute d'huile de coprah et/ou de palme, nocive pour la santé car riche en acides gras saturés, bouchant les artères.

Comment répartir les nutriments ?

Un équilibre à trouver

Si l'on parle d'idéal, la répartition idéale des apports caloriques sur la journée est de 30 % pour le petit déjeuner, 40 % pour le déjeuner et 30 % pour le dîner.

Mais comme dans la vie rien n'est idéal, vous pouvez vous efforcer de suivre ce schéma mais surtout l'adapter à votre mode de vie. Nul besoin non plus d'être trop rigoureux à chaque repas et chaque jour. L'équilibre alimentaire ne se fait ni sur un plat, ni sur un repas, ni même sur une journée, mais à l'échelle d'au moins une semaine. Si vous mangez trop ou trop peu de ceci ou cela à un repas, vous pouvez très bien rétablir l'équilibre aux repas suivants.

Il est certain qu'un solide petit déjeuner vous permettra d'éviter le coup de barre de 11 h, qu'avec un déjeuner équilibré vous aurez de l'énergie tout au long de l'après-midi et qu'avec un dîner léger vous dormirez comme un bébé. Mais bien souvent, la réalité est différente...

Quels que soient les raisons et les obstacles (agenda de ministre, stress récurrent, etc.), vous pouvez aménager un équilibre personnel avec des soupapes de sécurité pour éviter de ruiner vos belles résolutions d'équilibre alimentaire. Par exemple, ayez toujours dans votre sac ou au bureau des en-cas anti-hypoglycémies et anti-fringales comme des fruits, quelques carrés de chocolat noir (mais oui !) et une bouteille d'eau. Attention aux barres soi-disant diététiques et autres biscuits dits

PETIT DÉJEUNER DE ROI, DÎNER DE PAUVRE

Le petit déjeuner « minceur » doit être varié et apporter un apport en glucides lents (céréales ou pain), une source de protéines (laitage écrémé, fromage allégé, jambon, œuf) et un liquide (café, thé, jus de fruits). Les matières grasses (beurre, margarine) et les sucres rapides (confiture, miel) doivent rester optionnels mais ne posent pas vraiment de problème s'ils sont consommés en quantité limitée. Le *must* est d'ajouter un fruit frais.

« de régime » : on en mange deux fois plus à cause de l'appellation mais ils ne calent pas forcément l'estomac et ne sont pas moins caloriques que les sucreries traditionnelles.

Signalons enfin que, en cas d'absence de petit déjeuner, on a remarqué que la charge calorique sur le restant de la journée restait identique mais que la qualité des aliments choisis empirait. Donc, prendre un petit déjeuner semble orienter le reste de la journée vers une meilleure qualité nutritionnelle

↘ C'est l'heure du goûter !

Pour les femmes, le moment le plus dangereux de la journée se situe souvent vers 17 ou 18 h, lorsque la fatigue et le stress se font sentir. Pour compenser et se recharger en énergie, on a vite fait de grignoter tout ce qui tombe sous la main : chips ou cacahuètes totalisent 600 kcal en un tour de main.

- **Si vous dînez habituellement vers 20 h, deux solutions s'imposent : avancez le dîner (comme les Anglo-Saxons) ou bien ménagez-vous une vraie pause- détente (même si elle ne dure que 15 min) avec une légère collation avant d'attaquer les devoirs des enfants et les prouesses culinaires. Vous aborderez alors la soirée plus détendue et serez moins tentée de dévorer un copieux dîner.**

↘ Et pourquoi pas un 4e repas ?

Sucré ou salé, à 16,17 ou 18 h, le quatrième repas est votre soupape de sécurité contre la boulimie du soir. Pour ne pas être prise de court, ayez toujours en réserve les ingrédients nécessaires comme de la compote sans sucre, des fruits, du jambon maigre, des œufs durs, du fromage blanc, des yaourts 0 % de matières grasses, des briques de lait écrémé, des tomates cerises, des tranches de pain complet, du blanc de volaille, ou encore un reste de soupe maison.

Notez qu'il est toujours mieux de penser « basique » et produits frais : préférez un yaourt nature avec un peu de confiture ou du fromage blanc avec des cubes de fruits à un un yaourt aromatisé aux fruits.

A-t-on besoin de plus de protéines en vieillissant ?

Substance même des tissus, indispensable à l'entretien des os et des muscles, les protéines construisent et réparent les cellules usées.

Puisqu'elles réparent, c'est logique, plus on vieillit, plus on a besoin de protéines en dépit du fait que l'appétence pour la viande diminue avec l'âge.

En vieillissant les besoins sont au moins équivalents, voire supérieurs, à ceux de quelqu'un de 30 ans : ils sont de 1 g/kg, soit 65 g pour quelqu'un qui pèse 65 kg.

La digestion des protéines fait travailler l'organisme plus que les sucres ou les graisses ; c'est pourquoi le surpoids n'est parfois pas dû à une consommation calorique excessive mais à un déficit relatif en protéines. Quand l'organisme manque de protéines, la masse musculaire fond, contrairement aux graisses, et a besoin de moins d'énergie, ce qui conduit tout naturellement à accumuler les kilos. C'est pourquoi les régimes dans lesquels les apports en protéines sont insuffisants reviennent à échanger des muscles et des tissus contre de la graisse.

D'un point de vue diététique, toutes les protéines végétales ne se valent pas, contrairement aux protéines animales (viandes, poissons, œufs, produits laitiers). En effet, les protéines d'origine végétale ne contiennent pas tous les acides aminés essentiels. Il est nécessaire de faire jouer la complémentarité en associant divers aliments (par exemple, une céréale ou un légume sec avec de la viande ou du parmesan sur les pâtes) car, si un seul acide aminé est manquant, l'organisme n'assure plus correctement le renouvellement de ses cellules.

Alors, comment s'assurer une ration de protéines adéquate ? En consommant à chaque repas une portion d'aliment à haute teneur en protéines animales – viandes, poissons, œufs, abats – ou une portion plus importante de laitage – lait, yaourts, fromage blanc –, ou des protéines végétales avec un complément en protéines animales (par exemple, riz + jambon...), ou encore en faisant des mélanges légumes secs/céréales comme dans des plats traditionnels comme le dhal indien (lentilles-riz) ou le couscous (semoule de blé-pois chiches).

Où trouver des protéines ?

↘ Les équivalences en protéines

100 g de viande apporte 18 à 20 g de protéines, de même que **100 g d'abats**, **100 g de poisson** (le thon contient 30 g de protéines pour 100 g, c'est pourquoi on l'appelle « le steak de la mer ») ; **2 œufs**, **1/2 litre de lait** ou **4 yaourts**, **70 g de gruyère** ou **90 g de camembert**, **180 g de fromage blanc**.

↘ Le palmarès des protéines animales

Viandes, volailles, charcuterie, gibier et abats	18 à 35 g de protéines/100 g
Poissons et fruits de mer	16 à 26 g de protéines/100 g
Fromages	8 à 29 g de protéines/100 g
Laitages	3 à 10 g de protéines/100 g

↘ Le palmarès des protéines végétales

Fruits secs	3 à 25 g de protéines/100 g
Céréales	4 à 15 g de protéines/100 g
Légumes secs	5 à 8 g de protéines/100 g
Féculents	1 à 3 g de protéines/100 g

Les glucides font-ils grossir ?

De l'énergie à deux vitesses

Les glucides, ou plus simplement les « sucres », prêtent à confusion : on trouve dans cette immense famille aussi bien les bonbons que les fruits ou les féculents, et comme il est important en nutrition de savoir de quoi on parle, ils ont été classés en fonction de la complexité de leurs molécules. Dans la famille « sucres », on distingue les sucres dits « simples » et ceux dits « complexes », ainsi que les sucres assimilables par l'organisme et ceux qui ne le sont pas.

Question ligne, soyons quelque peu manichéens : il y a les anges et les démons. Cependant, cette distinction est aujourd'hui dépassée par une notion capitale : l'index de glycémie dont l'explication tient à la structure même des sucres.

Les glucides ou sucres simples

Comme leur nom l'indique, ils sont composés d'une seule molécule (monosaccharide). Les principaux sont :

- le **glucose** (présent dans les fruits et les légumes) qui peut être dosé dans le sang (glycémie) ;
- le **fructose** (dans les fruits) ;
- le **galactose** et le lactose (dans le lait).

D'autres sucres sont formés de plusieurs molécules (disaccharides) : le saccharose, le lactose et le maltose.

Attention, seul le saccharose reçoit sur les emballages l'appellation « sucre » au singulier ; les industriels leurrent le public en laissant croire que le fructose et le lactose ne sont pas des sucres...

Les éléments de cette grande famille (mono et disaccharides) sont regroupés sous le nom d'« oses » : ce sont des sucres de digestion rapide.

De petite taille, les molécules de glucides se faufilent vite dans l'organisme en provoquant une sécrétion brutale d'insuline (particulièrement

➔ Quel rôle jouent les fibres alimentaires ?

↘ Des nutriments non énergétiques

Les aliments riches en fibres sont des aliments glucidiques ayant un effet bénéfique sur le poids car la densité énergétique de ces aliments est diminuée en fonction de leur richesse en fibres ; leur valeur énergétique est faible : moins de 2 kcal/g. De plus, ils augmentent l'effet de rassasiement en nécessitant, entre autres, une mastication plus importante – ce qui augmente la satiété.

En résumé, les fibres que l'on trouve à l'état de résidus fibreux dans la composition des membranes cellulaires végétales (fruits, légumes, son et céréales complètes) ont beaucoup d'avantages et peu d'inconvénients.

↘ Tout savoir sur les fibres alimentaires

Le terme « fibres alimentaires » recouvre les fibres végétales que l'on divise en deux groupes : les polysaccharides et les lignines.

- **Les polysaccharides** (glucides) comprennent : la cellulose et les hémicelluloses (dans le son, par exemple), les végétaux et les pommes de terre ; les pectines (dans les fruits qui se gélifient à la cuisson).
- **Les lignines**, quant à elles, constituent les tiges et les parties fibreuses des végétaux, ainsi que l'enveloppe des légumes secs et des céréales.

Les fibres alimentaires ne sont pas digérées par l'organisme ; elles traversent le système digestif sans subir de transformation – ce qui signifie zéro calorie à la clé ! Les fibres ralentissent l'absorption des glucides et des lipides : abusez des légumes verts et des salades (attention néanmoins aux sauces ou vinaigrettes !) pour rassasier sans vergogne les candidats à la minceur en contentant les gros mangeurs. À consommer donc à chaque repas pour l'effet coupe-faim : au petit déjeuner (flocons d'avoine ou müesli), au déjeuner (crudités ou légumes verts), et au dîner (riz complet ou légumes secs).

Autres avantages de taille : les fibres favorisent le transit intestinal (bien utile car la constipation survient souvent avec l'âge), transforment les

Où trouver des fibres ?

↘ Les champions (en g pour 100 g)

Son brut	47	Pain complet	8,5
Haricots secs	25	Flocons d'avoine	7
Lentilles	11,6	Flageolets	6,3
Farine complète	10,9	Petits pois	6,3
Pâtes complètes	9,5	Haricots	5,5
Riz complet	9,1	Choux de Bruxelles	5

radicaux libres et jouent un rôle préventif sur la survenue de polypes et les cancers du côlon, sans compter une action favorable sur le diabète et le cholestérol.

En cas d'absorption importante de fibres, apparaissent des inconvénients comme une diminution de l'absorption des protides et des sels minéraux et une irritation des intestins.

Faut-il supprimer les graisses de son alimentation ?

↘ Les graisses représentent 40 % de l'alimentation globale

Il ne faut pas supprimer les graisses ; en revanche, il faut savoir les choisir car il y a graisses et graisses. En effet, ce sont les graisses qui font pencher la balance du mauvais côté : 1 g de lipides, c'est 9 kcal de gagné (alors que 1 g de protéines ou de glucides n'apporte que 4 kcal).

Le danger réside dans le fait que nous sous-estimons leur consommation. Aujourd'hui la proportion de graisses dans l'alimentation est trop élevée, elle représente 40 % de l'alimentation globale alors qu'il faudrait se limiter à 30 ou 35 %, soit 60 g de lipides par jour pour un montant de 1 800 kcal (ou 50 g pour 1 500 kcal).

Par ailleurs, les graisses se cachent dans les produits de consommation les plus courants – viandes, margarines, beurre, mayonnaise, charcuteries – et aussi là où on ne les attend pas : dans les plats cuisinés, les pâtisseries industrielles, le chocolat, les desserts lactés, etc.

Cependant, un apport raisonnable de graisse est aussi nécessaire que celui des glucides ou des protéines car les lipides contiennent les acides gras essentiels qui entrent dans l'assimilation des vitamines et la fabrication des hormones.

LES GRAISSES DANS NOTRE ASSIETTE

- **60 g de graisses/jour** = 1 cuillerée à soupe d'huile d'olive (10 g) + 1 cuillerée à soupe d'huile de colza (10 g) + 2 cuillerées à soupe de crème fraîche (5 g) + 1 cuillerée à café de mayonnaise (5 g) + 200 g de viande (20 g) + 30 g de fromage (10 g).
- **65 g de graisses/jour** = 1 cuillerée à soupe d'huile d'olive (10 g) + 2 cuillerées à soupe d'huile de colza (20 g) + 100 g de poisson gras (10 g) + 1 cuillerée à soupe de beurre (5 g) + 200 g de viande maigre (20 g) + 30 g de fromage (10 g)

↘ Pourquoi choisir un type de graisse plutôt qu'un autre ?

Il faut savoir que les graisses, animales ou végétales, sont classées selon leur saturation en acides gras.

Les acides sont des chaînes d'atomes fixés entre eux par des liaisons. Ils sont dits « saturés » lorsque toutes leurs liaisons sont occupées ; ils ont alors tendance à se fixer sur la paroi des artères.

Ils sont dits « mono-insaturés » lorsqu'ils ont un bras libre et « poly-insaturés » lorsqu'il leur reste de nombreux bras inoccupés.

• Les **graisses d'origine animale terrestre**, riches en acides gras saturés, favorisent le dépôt dans les parois des artères. On les trouve dans le beurre, les charcuteries, le lard, les viandes grasses, les fromages, les laitages non écrémés. Limitez leur consommation et préférez-les plutôt crues que cuites.

• Au contraire, les **graisses provenant des poissons**, riches en acides gras poly-insaturés, protègent les artères. Favorisez donc leur consommation sans avoir peur des calories ; une tranche de saumon équivaut en acides gras poly-insaturés à une tranche de viande de bœuf mi-grasse.

• Certaines **graisses d'origine végétale** sont riches en acides gras mono-insaturés : huile d'olive, de colza, d'arachide. Ce sont de « bonnes graisses », leur consommation fait baisser le cholestérol (LDL-C). D'autres huiles contiennent des acides gras poly-insaturés ; celles qui sont riches en oméga-6 (tournesol) sont inflammatoires, tandis que celles qui contiennent des oméga-3 (lin, noix et colza) sont anti-inflammatoires et ont des actions cardio-vasculaires protectrices en préven-

---

CUISINEZ MOINS GRAS

Certaines préparations doublent ou triplent la valeur calorique et lipidique d'un même aliment.

• Préférez les sauces à base de crème allégée ou de fromage blanc maigre.
• Préparez les justes quantités.
• Pensez aux épices et aromates qui remplacent agréablement les matières grasses.
• Utilisez le plus souvent possible la cuisson vapeur, le gril, les papillotes, les poêles antiadhésives ou la cuisson à la plancha.

Sauces légères

Belles, bonnes, faciles à réaliser et surtout terriblement moins caloriques et moins grasses que la traditionnelle vinaigrette ! Les recettes sont données pour 2 personnes.

↘ Confit de citron

195 kcal ; parfait avec les poissons et le veau.
1 citron confit, 1 cuillerée à café de sucre, 1 cuillerééà soupe d'eau, poivre, coriandre à volonté, pas de sel.
Coupez le citron en dés, ajoutez le sucre et l'eau ; poivrez, parsemez de coriandre ciselée.

↘ • Coulis de mangue au basilic

90 kcal ; parfait avec les poissons, crustacés et viandes blanches.
La chair d'une mangue, 1 bouquet de basilic, 1 cuillerée à soupe d'ail écrasé, 1 cuillerééà soupe d'eau, sel, poivre, 1 pointe de piment rouge en poudre.
Mélangez les morceaux de mangue, les feuilles de basilic, l'ail ; mixez, ajoutez l'eau, mixez à nouveau ; salez, poivrez.

↘ • Yaourt aux herbes

54 kcal ; géniale avec les poissons et les légumes.
1 yaourt maigre, 1 cuillerééà café de jus de citron, 3 brins de persil, 3 tiges de menthe, 8 feuilles de basilic, 1 botte de ciboulette, sel, poivre.
Mettez toutes les herbes dans un mixeur, actionnez ; ajoutez le yaourt et le citron, salez, poivrez ; mixez à nouveau, c'est prêt.

↘ • Concassée de tomates

50 kcal ; pour accompagner les pâtes, les viandes et les légumes).
3 tomates pelées et épépinées (2 coupées en mini-dés, la dernière mixée en coulis), 1 cuillerée à café de sucre en poudre, 1 cuillerée à café de sauce soja, 1 cuillerée à café de cumin, sel, poivre.
Mélangez les dés de tomates au coulis, ajoutez le sucre, la sauce soja, le cumin, sel et poivre ; remuez.

tion secondaire et primaire (d'après une récente étude espagnole sur les bienfaits du régime méditerranéen dans la protection cardiovasculaire).

À titre indicatif, la proportion conseillée des différents acides gras est de 1/4 d'acides gras saturés, 1/4 d'acides poly-insaturés et 1/2 d'acides mono-insaturés. Des études récentes suggèrent que les acides gras poly-insaturés oméga-3, présents dans le poisson (non contaminé par le mercure), possèdent des propriétés favorables à l'activité cardiaque. Chez des sujets sans antécédent cardiovasculaire et consommant du poisson 3 fois par semaine, le taux de mort subite serait réduit de 81 % !

↘ Faites jouer la diversité et la complémentarité !

Vous savez maintenant tout sur les graisses ! Alors, en pratique, privilégiez les graisses végétales pour les assaisonnements et la cuisson (en particulier l'huile d'olive et l'huile de colza) et consommez régulièrement des poissons dits « gras » (saumon, thon, sardines) et des viandes maigres (volaille, jambon maigre, bœuf maigre, veau).

TOUTES LES HUILES SE VALENT !

Elles affichent le taux record de 100 % de lipides et apportent 9 kcal par gramme. Cependant, certaines huiles, comme l'huile d'olive et surtout celle de colza, sont meilleures pour la santé : elles contiennent des acides gras insaturés qui préviennent les maladies cardiovasculaires. Quoi qu'il en soit, n'ayez pas la main lourde, sous peine de risquer un infarctus à l'huile d'olive qui ne sera pas meilleur pour votre santé ! Sachez que 1 cuillerée à soupe contient 90 kcal.

➔ Peut-on utiliser régulièrement les substituts de repas ?

↘ Fuyez les solutions à court terme !

Pourquoi en faire un usage régulier ? Mieux vaut avoir au quotidien une alimentation qui n'excède pas ses besoins. Se nourrir de substituts de repas ne résout rien à long terme car un amaigrissement trop rapide conduit à la reprise inévitable des kilos perdus.

Tenez-vous-en à un usage ponctuel. Comme leur nom l'indique, les substituts de repas remplacent un repas, donc peuvent pallier un repas pris sur le pouce ou concourir à la nécessité urgente de perdre 3 kg rapidement en vue d'une circonstance particulière. On peut aussi les utiliser dans le cadre d'une journée de rattrapage après excès.

Vous en trouverez sous forme de barres, biscuits, poudres à diluer, crèmes, etc., mais la question du goût mise à part, choisissez ceux qui couvrent au mieux les besoins en nutriments, vitamines et minéraux, et de préférence les forts en protéines pour limiter la fonte musculaire.

↘ La diète protidique

Il existe aussi ce que l'on appelle « la diète protidique », une autre forme de substituts de repas. Sous forme de sachets, elle repose presque exclusivement sur la consommation de protéines. Elle doit être prescrite et suivie par un médecin qui l'ordonne, en principe, uniquement dans le cas où un amaigrissement médical est recommandé.

La diète protidique fait perdre du poids très rapidement – parfois jusqu'à 8 kg en un mois, ce qui est énorme. Les contre-indications ne manquent pas : insuffisance rénale, problèmes cardiaques ou hépatiques, diabète, grossesse. D'autre part, la diète protidique ne résout pas les risques de rechute et de reprise de poids, donc même si cette forme de nourriture pour régime est à la mode, ne devenez pas protéinomane pour autant. À terme, votre corps risquerait de faire de la résistance à l'amaigrissement et vous auriez du mal à retrouver une alimentation normale en développant des troubles du comportement alimentaire parfois irréversibles. Même les régimes hyperprotidiques peuvent faire perdre de la masse musculaire, donc agir négativement sur le métabolisme énergétique.

À qui prescrit-on le rétrécissement de l'estomac ?

Le rétrécissement de l'estomac est une option pour les personnes qui ont 40 à 50 kg de trop, soit une obésité avec un IMC supérieur à 40 (ou supérieur à 35, avec complications). Il ne s'agit pas d'une opération esthétique mais d'une intervention chirurgicale entraînant des modifications à type de restriction (anneau gastrique et sleeve gastrectomie) ou associant restriction et malabsorption (by pass ou dérivation duodéno-jéjunale). L'intervention n'est envisagée que si les traitements médicamenteux et les régimes sérieux suivis pendant au moins un an se sont révélés inefficaces. Actuellement, on a, en France, une moyenne de 30 000 opérés de chirurgie dite bariatrique (chirurgie de l'estomac) et plus de 300 000 personnes pourraient relever de cette opération.

La chirurgie la plus simple, car réversible, est la pose, par cœlioscopie (sous anesthésie générale), d'un anneau gastrique ou gastroplastie. Celle que pour laquelle on a le plus de recul (20 ans) et dont on dispose des études sur le long terme (dont la *Swedish Obesity Study*) est le by pass. La chirurgie qui monte est la sleeve, qui ampute les deux tiers de l'estomac et court-circuite ainsi une zone qui sécrète de la ghréline, une hormone stimulant l'appétit.

Candidats à la chirurgie de l'estomac, cet acte demande réflexion, la démarche est – à dessein – longue (on parle de « parcours du combattant » : il faut rencontrer chirurgien, psychiatre, cardiologue, nutritionniste, médecin traitant, anesthésiste...), pour éviter échecs et imprudences lourdes de conséquences. Le suivi psychiatrique est obligatoire car il existe une augmentation des risques suicidaires en raison de la dysmorphophobie qui peut survenir, c'est-à-dire des difficultés à gérer la nouvelle image de son corps.

En conclusion, ce moyen de traitement de l'obésité n'est pas un remède miraculeux, facile et sans danger, mais on peut dire qu'il est efficace : 60 % de réussite avec une perte de 70 à 80 % du surpoids en 1 ou 2 ans ! On doit cependant considérer que ces interventions sont irréversibles, donc définitives, même si certains montages sont réversibles ou si on peut enlever l'anneau (mais toute suppression du montage est suivi d'une reprise totale du poids).

Quels sont les « plus » minceur ?

Le « plus » de la minceur, si « plus » il y a, est d'avoir avant tout une attitude souple face à la nourriture et non plus d'élaborer des stratégies pour ne pas manger. En résumé, cela veut dire abandonner l'hypercontrôle avec inhibition de ses sensations alimentaires et maîtrise de son comportement, une attitude qui induit inévitablement une perte de contrôle et des crises de boulimie.

Il s'agit de fuir les mauvaises habitudes mais, en même temps, d'acquérir un comportement alimentaire guidé par ses préférences et ses propres systèmes de régulation de la faim et de rassasiement pour enfin réhabiliter le plaisir en toute circonstance.

La nourriture a « le droit » d'être un réconfort ; ne la laissez pas devenir une compulsion culpabilisante et honteuse, elle doit au contraire générer des émotions positives.

Dans la pratique, on est tenté de faire des « économies de bouts de chandelles », on se donne bonne conscience en remplaçant le sucre par des édulcorants, les yaourts classiques par des yaourts maigres, le pain par des biscottes, mais on ne maigrit pas pour autant. Les Américains sont les champions du *light* : résultat, ils mangent trois fois plus de produits allégés et détiennent le record d'obésité.

Conclusion : l'ultime « plus » minceur, c'est le plaisir ; il ne fait pas grossir et peut même aider à maigrir !

LES PRODUITS *LIGHT* SONT-ILS VRAIMENT *LIGHT* ?

Les yaourts classiques ne contiennent que 1 g de lipides par pot. Un yaourt à 0 % de matières grasses ne fait donc pas la différence. Quant au fromage blanc à 20 % de MG, il fournit à peine plus de 4 g de lipides pour 100 g et est en revanche nettement plus onctueux que le 0 %.

Comment se protéger contre l'ostéoporose ?

↘ L'ostéoporose n'est pas une maladie du 3e âge

Vous êtes en âge de vous préoccuper de vos os ! Car si la construction du squelette s'élabore dans l'enfance et l'adolescence, c'est toute la vie qu'il faut l'entretenir, surtout les femmes qui, pour des raisons hormonales, sont plus exposées que les hommes à l'ostéoporose.

On considère à tort l'ostéoporose comme une maladie du 3e âge mais en réalité, si l'ostéoporose est une calamité, elle n'est pas une fatalité. La prévention joue un rôle fondamental à tous les âges de la vie. Contrairement aux idées reçues, les os se renouvellent en permanence avec des phases de construction et de destruction. Durant la croissance, la construction l'emporte sur la destruction ; à l'âge adulte, construction et destruction s'équilibrent, puis en vieillissant la destruction est supérieure à la construction – ce qui explique la perte d'une partie de l'os avec l'âge.

↘ 30 % des femmes ménopausées souffrent d'ostéoporose

L'ostéoporose se traduit par une diminution de la masse osseuse : les os deviennent poreux et au moindre choc, lors d'une chute ou encore spontanément, ils se cassent. Ce sont près de 3 millions de femmes en France qui en souffrent.

Chaque année, on dénombre 50 000 fractures du col du fémur (60 % des fractures entraînent un handicap chronique et une mortalité non négligeable dans l'année qui suit la fracture), 35 000 fractures du poignet, 40 000 nouveaux tassements vertébraux.

C'EST PAS JUSTE !

Les hommes ont 20 % de densité osseuse en plus et ils en perdent moitié moins que les femmes : 20 à 30 % de perte de la masse osseuse chez les hommes contre 50 % chez les femmes.

Les causes de cette maladie sont multifactorielles : génétique, système hormonal, alimentation et mode de vie...

↘ Une prévention au quotidien

Il est heureusement des facteurs sur lesquels on peut intervenir pour se prémunir de l'ostéoporose.

• Un traitement hormonal de substitution à base d'œstrogènes se révèle très efficace pour limiter la perte osseuse due à l'arrêt de la sécrétion naturelle des œstrogènes.

• La pratique régulière d'un exercice physique, même modéré, est fort utile. Marcher en plein air, par exemple, est une excellente manière de combiner les bénéfices de l'exercice et de l'ensoleillement, source de vitamine D, nécessaire à la fixation du calcium.

• Adaptez votre alimentation : il vous faut 1 200 mg de calcium par jour si vous êtes sous traitement hormonal ; sinon, 1 500 mg vous sont nécessaires.

↘ Abusez du calcium

En pratique, buvez beaucoup d'eaux riches en calcium (par la même occasion, vous éliminerez également des toxiques) et consommez des

---

LE PALMARÈS DES ALIMENTS RICHES EN CALCIUM

• les produits laitiers : fromages à pâte dure (gruyère, comté...), fromages blancs, yaourts, lait (écrémé ou non) ;
• les eaux minérales ;
• les légumes : persil, cresson, épinards, légumes secs, brocolis ;
• les fruits secs : amandes, figues ;
• les sardines à l'huile.

---

300 G DE CALCIUM, C'EST...

2 yaourts – 10 petits- suisses – 300 g de fromage blanc – 30 g d'emmenthal – 80 g de camembert – 1/4 de litre de lait – 1 kg d'oranges – 1 chou vert de 850 g

produits laitiers ainsi que des légumes, des fruits et des céréales pour compléter les apports. Notez que les fruits, légumes ou céréales ne remplacent pas le lait et les produits laitiers. Ils contiennent moins de calcium et n'apportent pas les protéines et certaines vitamines du lait. En clair, prenez à chaque repas un produit laitier, y compris au petit déjeuner. Alternez les produits laitiers consommés et pensez à vous en servir pour les préparations ou plats alimentaires (sandwich au fromage, béchamel, gratins, soufflés, salades composées à base de fromage...).

Pour apprécier votre masse osseuse, vous pouvez vous faire prescrire une ostéodensitométrie (parlez-en à votre médecin généraliste, rhumatologue ou gynécologue). Cet examen indolore n'est pas remboursé par la Sécurité sociale, il coûte environ 50 euros ; il permet de voir si vous êtes touchée par l'ostéoporose et, le cas échéant, de justifier la nécessité d'un traitement calcique ou la prise d'un traitement hormonal substitutif.

➔ Qu'est-ce que les radicaux libres et quels effets ont-ils sur l'organisme ?

↘ Des destructions programmées

Malgré leur nom barbare, les antioxydants sont les meilleurs amis de l'homme car ils luttent contre... l'oxygène ! Ou plus exactement contre des produits issus de l'oxygène, regroupés sous le nom de « stress oxydatif ».

Les radicaux libres sont des molécules réactives qui comportent un électron célibataire. Jusqu'ici, rien de grave, direz-vous ? Et pourtant si, car ces molécules sont prêtes à tout pour trouver un partenaire à cet électron esseulé ; elles le cherchent dans les différentes cellules de l'organisme, provoquant au passage leur altération et des réactions de destruction en chaîne. Ces molécules sont susceptibles, en particulier, d'aller dépouiller un acide gras, qui, ainsi oxydé, devient à son tour un radical libre, qui à son tour va aller piller son voisin – d'où une réaction en chaîne.

Ces réactions sont évidemment dangereuses pour l'organisme et à l'origine de nombreuses pathologies, sans parler d'un vieillissement prématuré.

Les radicaux libres sont tenus pour responsables du développement de l'artériosclérose, des cancers, des rhumatismes. En effet, lorsque les graisses sont oxydées, l'artériosclérose menace ; dès lors que les neurones sont atteints, il faut craindre l'apparition de maladies dégénératives cérébrales. Lorsque l'ADN des cellules est endommagé, c'est la première étape qui mène au cancer.

LE SÉLÉNIUM A TOUT BON !

Le sélénium est un ennemi puissant des radicaux libres. Son action est couplée à celle de la vitamine E. On lui prête des propriétés anticancéreuses et anti-vieillissement. Traquez le sélénium dans les céréales complètes, les germes de blé, la viande, l'ail, les légumes secs, les brocolis, les œufs, le poisson et les huîtres.

↘ L'alimentation est une arme redoutable

En temps normal, le métabolisme produit de petites quantités de radicaux libres, qui aident à lutter contre les infections. L'organisme sait se défendre de la surproduction de radicaux libres grâce à une enzyme (appelée « superoxide dismutase »). Malheureusement, cette enzyme diminue dès l'âge de 30 ans.

La production des radicaux libres est aussi accélérée par l'exercice physique mais l'organisme sait la neutraliser. En revanche, l'organisme est impuissant face aux radiations, aux polluants, à l'alcool, au tabac et au stress.

Chez une personne en bonne santé, la quantité d'antioxydants est importante et permet de piéger beaucoup de radicaux libres à un stade précoce. Cependant certains parviennent à échapper aux systèmes de neutralisation ; c'est là que l'alimentation se révèle l'arme la plus adéquate pour lutter contre cet ennemi venu de l'intérieur !

UN « MUST » EN MATIÈRE DE PRÉVENTION-SANTÉ

Les poissons des mers froides, dits « poissons gras », sont pleins de bonnes choses dont les acides gras, bénéfiques pour la santé, et les fameux oméga 3. Le poisson qui remporte la palme est le maquereau, suivi du hareng, de l'anchois, de la sardine et du rouget. Les coquillages, l'encornet, la crevette et le homard sont également à privilégier.

Comment lutter contre les radicaux libres ?

↘ Les fruits et les légumes ont une fois de plus tout bon !

Encore une preuve que la ligne et la santé vont de paire, ce sont les fruits et les légumes qui apportent les molécules anti-radicaux libres. Ils sont pleins de micronutriments et, surtout, de vitamines antioxydantes. Toutes les enquêtes prouvent que les grands consommateurs de fruits et légumes se portent mieux et ont un nombre réduits de cancers (notamment de la bouche, de l'œsophage, et peut-être du côlon et du poumon). Ils voient également diminuer leurs risques de maladies cardiovasculaires. Or, on sait que ces deux pathologies augmentent justement avec l'âge.

Les vitamines A, C et E des fruits et légumes protègent les cellules en désamorçant les radicaux libres et, du même coup, en s'opposant à la propagation des réactions en chaîne. Bien souvent, la rigueur des régimes et la lutte anti-cholestérol trop poussée conduisent à des restrictions qui menacent le ravitaillement en précieux antioxydants.

Le mode de cuisson joue aussi un rôle : il influe sur la qualité des antioxydants. La chaleur les détruit en partie. Mieux vaut en outre ne pas peler et épépiner les fruits et les légumes en n'oubliant pas, bien sûr, de les laver.

↘ Comment s'assurer un bon apport en antioxydants ?

En consommant cinq portions de légumes et trois fruits par jour. Cela semble beaucoup et c'est sans doute beaucoup plus que ce qu'avalent 70 % de la population française. D'où la tentation de prendre des suppléments. Or, la supplémentation est sujette à polémique, les études sont souvent contradictoires ; une chose est sûre, la surconsommation anarchique est aussi néfaste à l'organisme que le manque.

De plus, les bons nutriments contenus dans les fruits et les légumes n'agissent pas isolément. Avaler des comprimés et manger des aliments ne donnent pas le même résultat. Un exemple : la vitamine C contenue dans une pomme (non pelée) a une action antioxydante comparable à 150 mg de vitamine C en comprimé. Par ailleurs, associer compléments vitaminiques et tabac peut être source de cancer. Des cehrcheurs ont fait ainsi un lien entre la prise de bêta-carotène et l'augmentation des cancers du poumon chez les fumeurs. Dans l'absolu, si vous fumez, renoncez aux compléments vitaminiques

Encore une fois, c'est une question de bon sens. En dehors des groupes de population à risque de carences (femmes enceintes, personnes âgées, anorexiques), une alimentation variée, riche en fruits et légumes, et pauvre en graisses, suffit à couvrir les besoins de tout un chacun.

UN OUTSIDER PROMETTEUR : LES POLYPHÉNOLS

Grande famille de micronutriments, les polyphénols auraient une action préventive sur certains cancers. En particulier, les flavonoïdes (dans les légumes verts, les fruits rouges, l'oignon, le thé et le vin) ont une action favorable à la circulation sanguine.
Il n'y a pas d'apport journalier recommandé ; sachez qu'on trouve les polyphénols dans la pomme, le jus de raisin, le cassis, le brocoli, le pois chiche et les grains de soja.

Vous voulez tout savoir sur la DHEA ?

Vivre plus longtemps, perdre du poids, prévenir le cancer et ralentir le développement de la maladie d'Alzheimer, combattre le sida et autres maladies infectieuses... longue est la liste des bienfaits attribués à la DHEA. On nous promet monts et merveilles et, à force d'en entendre parler, on y croirait presque : mais qu'en est-il en réalité ?

↘ Qu'est-ce que la DHEA ?

Rien de très mystérieux dans sa définition, la DHEA est une hormone naturelle de la famille des stéroïdes, produite à partir du cholestérol par les glandes surrénales situées au-dessus des reins.

Les surrénales commencent à produire de la DHEA vers l'âge de 6 ans pour atteindre un pic de production vers 20 ans, quand la DHEA est la plus concentrée des hormones en circulation. Toutefois, dès le début de la trentaine, on constate une décroissance progressive de la production de DHEA. Résultat : à 75 ans, nous n'en fabriquons quasiment plus. À noter aussi une différence génétique : à tout âge, les hommes tendent à avoir des taux plus élevés que les femmes.

En revanche, si l'on connaît l'identité de la DHEA, on ne connaît pas vraiment son action. Elle est donc une hormone en nom seulement puisque personne ne sait quelle est sa fonction précise dans l'organisme.

La seule chose sur laquelle les chercheurs s'entendent, c'est qu'elle est un précurseur de la synthèse d'autres hormones comme la progestérone, les œstrogènes et la testostérone.

↘ Un médicament ou un supplément diététique ?

La DHEA n'est pas considérée comme un médicament, elle n'a d'ailleurs ce statut ni en France, ni dans l'Union européenne, ni en Amérique du Nord. Aux États-Unis, elle a été reclassifiée comme supplément diététique – ce qui permet sa vente en grande surface.

Le paradoxe de la situation française vient du fait qu'elle est tout de même vendue exclusivement en pharmacie (si l'on ne tient pas compte du fait que l'on peut en acheter sur Internet, à ses risques et périls quant à la composition du produit).

La législation n'interdit pas l'utilisation de DHEA en tant que matière première mais seuls les pharmaciens sont habilités à la transformer en l'incorporant à une préparation magistrale suivant une prescription médicale. Précision d'importance, car la prescription et la délivrance de DHEA engagent la responsabilité du médecin et du pharmacien.

Comme rien n'est encore défini concernant la posologie adéquate (durée du traitement, indications, effets secondaires), le conseil de l'Ordre conseille donc au médecin de ne pas répondre favorablement aux demandes de prescription.

↘ Vertus prouvées ou vertus prônées ?

Avec la DHEA, rien n'est prouvé. Des études sérieuses ont cependant fait apparaître une action modérée sur la densité osseuse (chez les femmes de plus de 70 ans), un léger effet sur l'aspect de la peau et une amélioration de la libido (également sur les femmes de plus de 70 ans !).

UN PEU DE SCIENCE

Le vieillissement serait marqué par la diminution de certaines hormones naturelles, entre autres la fameuse DHEA (déhydroépiandrostérone) qui s'amenuise dès 25 ans mais dont le fonctionnement et les taux de départ sont variables d'une personne à l'autre.
Par exemple, la testostérone (produite par les hommes et les femmes à partir des ovaires et des surrénales) est fabriquée à partir de la DHEA, elle-même issue du cholestérol. La testostérone est un puissant stimulant de la croissance musculaire qui prévient l'accumulation des graisses (en particulier au niveau abdominal) et qui mobilise les réserves de graisses. Les obèses auraient moins de testostérone, et ce d'autant plus s'ils ont une mesure de tour de taille élevée.
Un test salivaire mis au point par un biologiste français permet d'identifier la partie fonctionnelle de la DHEA et de déterminer un profil hormonal en visualisant les interactions des hormones (la DHEA est un précurseur de la synthèse d'hormones tels la testostérone, les œstrogènes et la progestérone).

La DHEA augmenterait aussi l'espérance de vie de certains. Une corrélation entre le niveau de DHEA et la mortalité a été observée, surtout chez les hommes. Les fumeurs masculins seraient des sujets à plus grand risque de mortalité si leur taux de DHEA est plus faible. Mais il faut signaler que les effets et la tolérance de la DHEA à long terme dans la prévention du vieillissement restent encore mal appréciés.

Côté « espoirs non encore prouvés », on peut citer une stimulation du fonctionnement neurologique, une amélioration de la mémoire et une protection de la dégénérescence des cellules du cerveau.

La DHEA jouerait également un rôle sur le système immunitaire, diminuerait les risques de maladies cardiovasculaires et aurait un effet bénéfique sur la ligne ; en effet, elle augmenterait les neurotransmetteurs qui réduisent la sensation de faim et l'attirance pour les graisses (on se prend à rêver mais sans preuve scientifique, pas de certitude !).

↘ Doit-on résister au chant des sirènes ?

Le choix de prendre des hormones pendant de longues années, que ce soit dans le cadre d'un traitement hormonal substitutif pour la ménopause (THS) ou de la DHEA, est tout à fait personnel.

Après tout, on peut parfaitement accepter le vieillissement avec son cortège de diminutions hormonales, c'est un phénomène tout aussi naturel que la production d'hormones.

D'OÙ VIENT CETTE RÉPUTATION D'HORMONE VEDETTE ?

En réalité, la réputation de la DHEA comme hormone exceptionnelle vient des expériences dans lesquelles des souris ou des rats ont été nourris de doses quotidiennes de DHEA. Ces études ont démontré que la DHEA peut prévenir ou retarder le début du cancer, « le durcissement » des artères, des infections virales mortelles et diminuer l'obésité et le diabète. C'est fort prometteur, mais ce qui fonctionne chez les rongeurs ne se vérifie pas nécessairement chez l'humain.

Bien sûr, des études ont été également pratiquées chez l'homme. Cependant, leur durée limitée et le faible échantillonnage ne permettent pas d'apporter des preuves solides quant à l'efficacité du traitement. Or, jusqu'à ce jour il n'y a pas eu d'études cliniques à long terme permettant d'identifier clairement les bénéfices et les risques.

On peut aussi penser que, certes, les taux d'hormones diminuent avec l'âge, mais que les problèmes de santé qui accompagnent le vieillissement pourraient être évités et la longévité augmentée en palliant ces déficiences.

Quoi qu'il en soit, mieux vaut évaluer soigneusement les bienfaits et les risques potentiels de tels traitements car personne n'a le même passé médical ni ne produit la même quantité d'hormones.

Si vous souhaitez commencer un traitement, ne vous précipitez pas sur des hormones stéroïdes achetées dans les magasins d'aliments naturels ou envoyés par la poste. Consultez un médecin qui vous prescrira un dosage des taux sanguins de stéroïdes et de cholestérol, ainsi qu'une évaluation de la tolérance au glucose et de l'état de la prostate chez les hommes.

LA BONNE DOSE

Les doses de DHEA généralement prescrites sont de 25 mg par jour pour les femmes et de 50 mg pour les hommes.

↘ La prise de DHEA peut-elle remplacer le traitement hormonal substitutif ?

Non, mais vous pouvez associer les deux traitements à condition de savoir précisément si vous êtes carencée en DHEA, sinon vous risquez un surdosage car les hormones interagissent entre elles.

La DHEA étant convertie en testostérone par l'organisme, des effets secondaires peu esthétiques peuvent apparaître tels de l'hirsutisme sur le corps (poils), au visage (barbe !), ainsi que de l'acné. Une aménorrhée (arrêt des règles) peut également survenir chez les femmes non ménopausées.

Seuls des tests réguliers, sanguins, urinaires ou salivaires permettront d'ajuster le taux d'hormones car, même en cas de dosage courant (25 mg par jour), la DHEA peut réduire le taux de « bon » cholestérol et provoquer l'accélération du rythme cardiaque.

Certes, le choix vous appartient mais n'oubliez pas que la DHEA doit toujours être utilisée avec prudence ou pas du tout !

↘ Existe-il des contre-indications ?

Les contre-indications existent : par exemple, la prise de cette pilule est formellement déconseillée en cas d'antécédents de cancer du sein, des ovaires dans la lignée proche et de cancer des testicules chez les hommes. Déconseillée aussi en cas d'antécédents de thrombose ou phlébite, mais aussi aux personnes de moins de 35 ans, aux femmes enceintes, allaitant ou souhaitant avoir un enfant, et en cas d'insuffisance rénale, hépatique ou cardiaque.

Quels vitamines et oligoéléments doit-on privilégier ?

Certes, on ne peut pas passer son temps à analyser le contenu de son assiette ou à traquer la bonne vitamine mais vous gagnerez à prêter un minimum d'attention à vos apports en vitamines et oligoéléments, d'autant plus que les besoins varient avec l'âge.

D'une part, lorsque l'on souhaite mincir, on mange moins qu'auparavant et l'on peut causer une carence ; d'autre part, plus l'on vieillit et plus l'on n'a besoin de protection contre certaines maladies que l'on a pas envie de voir apparaître. Si toutes les vitamines sont importantes, certaines le sont davantage. Voici les « essentielles » de l'après-quarantaine :

↘ La vitamine C

La vitamine C est la vitamine du tonus. Elle protège également la paroi des vaisseaux, favorise l'élimination du cholestérol et la diminution de l'hypertension, augmente la résistance aux infections, prévient vraisemblablement l'apparition de certains cancers et stimule les fonctions surrénales et sexuelles : un bilan impressionnant !

Les apports de vitamine C pour pallier les carences sont relativement faibles : 10 mg/jour. Peu de chance donc d'être atteint de scorbut. En revanche, les apports conseillés sont nettement plus importants : 100 mg par jour, compte tenu du rôle biologique considérable qu'elle exerce dans l'organisme. Nous avons vu que c'est de plus un puissant antioxydant.

L'apport de vitamine C provient des végétaux frais. Attention, la vitamine C est sensible à l'air, à la lumière et supporte mal le stockage et la cuisson.

Les apports conseillés sont de 60 à 100 mg par jour, soit deux oranges, et de 120 mg pour les fumeurs.

Les fruits riches en vitamine C sont les agrumes, le kiwi, le cassis (c'est le fruit le plus riche en vitamine C), ainsi que l'orange, la goyave et le pamplemousse.

Qu'est-ce que la micronutrition ?

La notion de micronutrition fait référence aux vitamines, aux polyphénols, aux caroténoïdes, aux polystérols, aux phyto-œstrogènes, aux glucosinolates, aux composés soufrés des alliacés... le tout exerçant un effet sur l'organisme humain sous le terme de « phytomicronutriments ». La micronutrition est donc un ensemble très hétérogène et très complexe de composés dont le mécanisme d'action n'est pas entièrement élucidé.

Pour pallier tout déficit, il faut avoir une alimentation variée, équilibrée et riche en végétaux. Les micronutriments sont tous les éléments vitaux dont notre corps a besoin en quantité infime (d'où le nom micronutriments) : vitamines, oligoéléments, acides aminés ou acides gras. Sachant que la nutrition a un rôle clé sur l'état de santé global, les spécialistes en micronutrition s'attachent à déterminer la cause des comportements alimentaires, les symptômes qu'ils induisent et les déficiences qu'ils provoquent. Ils partent également du principe que nos systèmes digestifs et d'assimilation de la nourriture ne sont pas tous les mêmes. Ils proposent donc des bilans individuels mettant en évidence de possibles déficiences. Des problèmes de poids, une sensation de fatigue ou une peau sèche peuvent être liés à des déficits micronutritionnels, surtout aux alentours de la ménopause.

Une prise de poids peut parfois s'expliquer par des carences en certains micronutriments : l'organisme absorberait davantage de calories pour retrouver l'équilibre, coûte que coûte.

↘ En pratique

Pour obtenir les coordonnées d'un médecin formé à la micronutrition, adressez-vous à l'Institut européen de diététique et de micronutrition (IEDM), 20 rue Emériau, 75015 Paris. Tél. : 01 53 86 00 81. Par Internet : http://www.iedm.asso.fr

Si vous voulez faire un bilan, renseignez-vous sur les tarifs ; ils sortent du cadre de la Sécurité sociale.

↘ La vitamine E

La vitamine E est un antioxydant majeur. Elle réduit les risques du cancer de l'estomac et, à forte dose, protège le cœur en augmentant le bon cholestérol (HDL) tout en diminuant le mauvais (LDL).

Elle est stockée dans de nombreux tissus dont le foie et les tissus graisseux. Les besoins en vitamine E sont d'autant plus élevés que l'alimentation est riche en graisses poly-insaturées (graisses d'origine végétale). En effet, la vitamine E a un rôle protecteur contre l'oxydation de ces graisses.

Une alimentation normale suffit à couvrir les besoins qui sont de 12 à 15 mg/jour. Les bonnes sources de vitamine E sont dans le germe de blé, le fenouil, la patate douce, l'avocat, les huiles végétales (soja, tournesol, arachide, olive), le beurre et les céréales.

↘ La vitamine A

On distingue deux types : la vitamine A et la provitamine A ou bêta carotène (pigment qui colore les fruits et les légumes en jaune et en orange). La provitamine A est un antioxydant qui est transformé en vitamine A par l'organisme.

La vitamine A joue un rôle conséquent sur la vision, le renouvellement des cellules et de la peau, la résistance aux infections et intervient dans la formation des hormones.

Nous possédons tous des réserves importantes de vitamine A au niveau du foie qui couvrent généralement les besoins. Il faut souligner que ceux-ci sont beaucoup plus élevés chez les fumeurs, chez les femmes sous pilule contraceptive ou les personnes exposées à la pollution. Ces besoins varient également selon l'âge et le sexe.

Les apports conseillés sont de 400 à 1 000 ER (équivalent rétinol), soit 1 400 à 3 300 UI (unités internationales) de vitamine A par jour. En cas de besoins élevés : ils s'élèvent à 3 300 UI chez les femmes et 4 000 UI chez les hommes.

La vitamine A (ou rétinol) est apportée par des aliments d'origine animale tels le foie, les rognons, les poissons gras et demi-gras, le jaune d'œuf, le beurre, les fromages. La provitamine A (notamment le carotène) peut remplacer totalement les apports de vitamine A d'origine animale (un atout pour les végétariens).

On la trouve dans certains fruits (abricot, mandarine) et tous les végétaux à feuilles (l'endive, le persil, les épinards, l'oseille, les carottes et le cerfeuil).

↘ Les vitamines du groupe B

Les vitamines du groupe B sont généralement bien présentes dans l'alimentation des pays industrialisés. Toutefois, certaines, comme la vitamine B9 (folates) présente dans le foie, les germes de céréales et de nombreux légumes, sont à l'origine de carences pour les personnes sous contraception orale ou qui allaitent, par exemple.

Quoi qu'il en soit, même en l'absence de carence, il faut privilégier les vitamines B pour leur effet protecteur (cancer du côlon en particulier) et leur action bénéfique sur les troubles de l'humeur et la mémoire. La vitamine B6 (présente dans les légumes verts à feuilles, le poisson, la volaille, la banane) peut se révéler également insuffisante chez les femmes sous pilule contraceptive ou suivant un traitement hormonal.

Autre intervenant important dans l'élaboration de la sérotonine : la vitamine PP qu'on trouve dans la levure de bière (à saupoudrer sur les salades), le maquereau, les sardines, le thon et le saumon.

DES VERTUS CACHÉES

Le grand avantage des vitamines B est de fabriquer et de réparer les tissus cérébraux et, surtout, de synthétiser la sérotonine. Des études ont fait apparaître une carence en vitamines B chez les personnes déprimées. En cas de blues, plus besoin donc (en théorie !) de se bourrer de chocolat pour se doper en sérotonine ! Il vaut mieux se rabattre sur les vitamines B.

↘ Le magnésium

Anti-fatigue et anti-déprime, ce minéral est le meilleur allié de l'humeur. Son rôle est aussi prépondérant dans la bonne marche de l'activité cérébrale, la résistance au stress et le bon fonctionnement des muscles (des crampes régulières peuvent être le signe d'une déficience en magnésium).

Les déficits en magnésium sont fréquents et se manifestent par des troubles de l'humeur, de la fatigue et de l'anxiété. Si le chocolat noir en est une excellente source, tournez-vous plutôt (calories obligent) vers les légumes secs, les céréales complètes, les produits laitiers écrémés ou demi-écrémés et les eaux minérales.

Les besoins sont de 330 mg/jour pour les femmes et 420 mg/jour pour les hommes. Il est facile de les satisfaire, par exemple, avec 200 g de riz complet (86 mg), 100 g de pain complet (30 mg), une banane (32 mg), des bigorneaux (410 mg/100 g) ou des bulots (250 mg/100 g) et de l'eau Hépar (110 mg/litre).

↘ Le fer

Les femmes manquent souvent de fer. En effet, des règles trop abondantes (cela arrive fréquemment à la périménopause) représentent une perte importante en fer et peuvent conduire à une anémie dont les signes sont la fatigue et la baisse du moral.

Les besoins en fer sont de 10 mg/jour pour les hommes et 18 mg/jour pour les femmes. On trouve du fer dans la viande de bœuf (4,2 mg/120 g), le boudin noir (14 mg/100 g), le foie de veau (10 mg/120 g), les lentilles (5 mg/200 g), les jaunes d'œufs (5,7 mg) et les fruits de mer.

L'assimilation du fer est facilitée par la vitamine C mais bloquée par le tanin du thé (n'en buvez pas trop !).

↘ Le cuivre

Métal indispensable dont le rôle antioxydant est reconnu, le cuivre est nécessaire à la formation de l'hémoglobine, à la synthèse des protéines et aide à lutter contre l'infection. Ce qui semble particulièrement intéressant est que le cuivre a une action anti-inflammatoire (utile en rhumatologie) et qu'il joue un rôle dans les mécanismes de protection de la peau.

Les besoins en cuivre sont de 30 mg/jour. On trouve du cuivre dans les foies d'animaux, les abats, les coquillages, les poissons et œufs de poissons, les légumes verts et les fruits secs.

↘ Le zinc

Longtemps méconnu, le zinc fait à l'heure actuelle l'objet de nombreuses recherches. En effet, il est nécessaire à la synthèse des protéines, joue un rôle actif sur l'immunité, la sexualité, le système endocrinien et bien d'autres choses encore. On le soupçonne aussi de prévenir certains cancers.

Les besoins en zinc sont de l'ordre de 15 mg/jour mais l'activité antioxydante requiert des doses de 30 mg/jour. On le trouve dans les huîtres (particulièrement riches en zinc), le pain complet, les jaunes d'œufs, les germes de blé, les amandes et la viande de bœuf.

Chapitre 3
Questions « silhouette »

Mais qu'advient-il donc de la silhouette à la quarantaine ? Bon, admettons, on avait des hanches un peu rondes et des cuisses pas toujours dignes d'une nymphe, mais depuis quelque temps, on a du ventre sans raison apparente, une taille en plus de soutien-gorge et des muscles ramollos ! Il est temps de passer à l'action : aux grands maux les grands remèdes !

La chasse aux mythes : « En vieillissant, on s'épaissit »

↘ Le tri entre les vraies raisons, les fausses excuses et les idées reçues

Vous ne rentrez plus dans votre robe de mariée ? Ce n'est peut-être pas seulement une question de poids mais « tout simplement » de masse grasse ! Révisez vos classiques et mettez-vous à l'ouvrage.

↘ Le sport fait maigrir

Ce serait bien... mais il n'y a pas directement de relation de cause à effet. On peut ne pas perdre 1 g tout en acquérant une silhouette plus fine et gagner une taille de pantalon. En réalité, la pratique du sport modifie la composition corporelle en développant la masse musculaire et en faisant fondre la masse grasse. Le comble est que la balance peut même afficher un surplus de poids car les muscles pèsent plus lourds que la graisse. Que vaut-il mieux ? Peser 2 kg de plus et pouvoir porter une jupe moulante ou 2 kg de moins et faire une taille de plus ?

↘ L'activité physique ouvre l'appétit

Encore une idée reçue à combattre... contraire, l'inactivité engendre une production de graisse et un besoin alimentaire accru.

↘ La gymnastique fait fondre

Pas systématiquement ! Ce n'est pas en pratiquant 10 mn d'abdos sur le tapis du salon que l'on peut modifier sa silhouette et perdre du poids. Certes, la régularité paie mais, pour être efficace, toute activité physique doit être pratiqué au minimum 45 mn ; il faut se faire une raison, la graisse est lente à se mobiliser.

↘ C'est plus facile de perdre du gras quand on est musclée

C'est vrai, car, d'une part, les muscles brûlent plus de calories que la graisse. D'autre part, le métabolisme de base d'une personne musclée est plus élevé. Comme celui-ci assure 70 % de dépense énergétique, plus le métabolisme est élevé et plus les dépenses sont substantielles. Même au repos, 1 kg de masse maigre dépense plus d'énergie chez un sportif que chez un sédentaire : la différence peut atteindre 10 %, soit 100 à 200 calories par jour !

↘ En vieillissant, la carrure s'élargit

C'est une pure invention ! Le squelette ne bouge pas, mais en vieillissant, les os perdent de leur densité. La supposée « largeur » ou épaisseur est en réalité de la graisse. Bien qu'elle ait des localisations favorites, elle se répartit aussi sur tout le corps : épaules, poitrine, bras...

En effet, la masse osseuse augmente au cours de l'enfance et au moment de l'adolescence, devenant maximale entre 15 et 20 ans. Elle diminue ensuite progressivement avec l'âge.

On peut évaluer le contenu minéral osseux ou CMO (c'est-à-dire le poids du squelette) en pratiquant une DXA (absorptiométrie biphotonique) : il s'agit d'un examen balayant le corps avec des rayons X qui apprécient au gramme près la masse osseuse, musculaire et graisseuse. La surprise est au rendez-vous concernant le squelette, dont le poids occupe la plupart du temps 2,5 à 4 kg du poids global.

C'EST MATHÉMATIQUE

Bien sûr, 1 kg de graisse équivaut à 1 kg de muscles, mais... 1 kg de muscles occupe 900 ml et 1 kg de graisse occupe 1 111 ml. Pas de doute, le gras occupe 23 % de place en plus !

Quelles sont les principales modifications de la silhouette au fil du temps ?

↘ Pourquoi les muscles fondent-ils à partir d'un certain âge ?

Vous avez vu dans le premier chapitre pourquoi la silhouette se modifie à partir d'un certain âge et comment la masse grasse migre sous l'influence des hormones. Vous avez vu comment et pourquoi les régimes yo-yo ont des effets ravageurs sur la silhouette, avec pour résultat de faire perdre des muscles au fil des ans, même si le poids reste le même.

En plus de ces considérations, il faut se rendre compte que les muscles fondent à tout âge lorsqu'ils ne travaillent pas... la fonction crée l'organe, comme dit l'adage.

Les muscles se développent régulièrement jusqu'à 15 ans chez les filles et jusqu'à 20 ans chez les garçons. Ensuite, le maintien – et *a fortiori* l'accroissement de la masse musculaire – est proportionnel à l'activité physique.

Non seulement vous devez entretenir votre capital musculaire de base mais aussi lutter contre la déperdition, dès l'âge de 20 ans. Sans exercice régulier, le muscle fond de 1 à 2 % par an, soit 500 g de muscles en moins chaque année ! Vous n'avez même pas l'excuse de l'âge pour vous laisser aller, le corps humain pouvant fabriquer du muscle jusqu'à un âge avancé.

Quant à la masse grasse, elle augmente en moyenne de 1 g par jour chez les femmes dès l'âge de 20 ans. Multipliez par 365 jours pour les bonnes années (les années non bissextiles)... vous pouvez imaginer le résultat au fil du temps !

Encore une injustice flagrante : la masse grasse des hommes augmente seulement à partir de 30 ans.

↘ N'oubliez pas les protéines !

En complément de l'activité physique, l'alimentation joue un rôle important dans la fabrication et l'entretien des muscles, particulièrement les protéines dont il faut s'assurer un apport adéquat (voir les apports quotidiens recommandés dans le chapitre précédent).

L'organisme ne disposant pas de système de stockage des protéines, une fois consommées, il doit les transformer le plus vite possible – ce qui lui fait dépenser de l'énergie. On considère que 50 % des calories apportées par les protéines sont utilisées pour leur digestion, 15 % pour les sucres et 2 % seulement pour les graisses. Les chiffres parlent d'eux-mêmes...

QUEL EST LE TAUX DE GRAISSE CORPORELLE ACCEPTABLE ?

Il existe sur le marché divers moyens de se faire une idée de son taux de graisse corporelle : balance impédancemètre, pince à plis cutanés (vendues en pharmacies et magasins de sport). C'est selon les critères individuels mais voici des valeurs indicatives :

- **Femmes :** 17-29 ans : 25 % – 30-39 ans : 27,5 % – 40 ans et plus : 30 %.
- **Hommes :** 17-29 ans : 15 % – 30-39 ans : 17,5 % – 40 ans et plus : 20 %.

On parle d'obésité au-delà de 30 % de la masse grasse pour la femme et au-delà de 20 % pour l'homme !

La graisse a-t-elle tendance à augmenter avec les années ?

↘ La graisse augmente bel et bien !

C'est, hélas ! physiologique, la masse grasse chez la femme ne fait qu'augmenter avec les années : son taux passe de 15 % à l'adolescence à 35 % à la soixantaine, avec une augmentation moyenne de 23 %. Chez les hommes, l'augmentation n'est que de 15 % ; ce n'est pas injuste, c'est génétique ! Un ou plusieurs gènes influenceraient la masse corporelle ainsi que les masses fémorales (cuisses, hanches) ou abdominales.

La répartition des graisses est pour environ 50 % liée à cette influence qui se transmet par les gènes – d'où l'adage « telle mère, telle fille » ! Une info qui devrait freiner certaines jeunes filles tentées par des régimes pseudo-miraculeux qui ne font que favoriser l'expression de ces gènes.

↘ Une prédisposition génétique

L'aptitude à stocker des graisses fémorales est un caractère sexuel secondaire de la femme. Cette graisse était un gage de sécurité nutritionnelle pour les enfants de nos ancêtres qui devaient faire face à des événements imprévisibles comme des famines épisodiques.

Chez l'homme, le tissu adipeux ne sert qu'à couvrir ses propres besoins et non ceux de son enfant. Il faut donc se résoudre à accepter un certain niveau de rondeurs dans cette localisation anatomique et ne réagir que si l'accumulation est trop importante et disgracieuse. Toutefois, s'accepter ne veut pas dire se résigner, dans tous les cas de figure.

↘ La formation de la cellulite

Les hormones féminines sont les gestionnaires de la masse grasse, elles décident de sa répartition. Un taux élevé d'œstrogènes détermine une localisation gynoïde de la graisse (bas du corps : fesses, cuisses). Au contraire, lorsque ce taux diminue (chez la femme ménopausée notamment) ou quand le taux de testostérone (hormone « mâle ») augmente, le gras va plutôt s'accumuler vers le haut du corps (ventre, seins, bras, épaules).

C'est au cours de ces périodes sensibles que la cellulite se forme ou augmente. Elle n'est pas constituée différemment de la graisse ordinaire, c'est tout simplement un surplus de graisse qui s'accumule à certains endroits. La plus fine des brindilles peut voir son corps se modifier à partir d'un certain âge. Maigre consolation, le stock d'énergie que représente le tissu adipeux sert d'isolant thermique ! La quantité de tissu adipeux fluctue car l'organisme, une fois stockées les calories des repas, les distribue en fonction de ses besoins.

↘ Que sont les besoins en énergie de l'organisme ?

Bouger pour augmenter ses besoins et mobiliser le tissu adipeux, voilà le secret.

Pour fonctionner, les muscles utilisent un sucre, le glycogène, situé dans le foie et dans les muscles, ou bien encore des acides gras. D'une part, le glycogène est mobilisé dès la première minute de l'activité musculaire et l'on peut s'en servir copieusement. En effet, l'organisme contient environ 1 200 calories sous forme de glycogène – ce qui correspond à l'énergie nécessaire pour courir pendant 2 h : ça laisse une certaine marge ! D'autre part, les acides gras (lipides) prennent le relais pour fournir de l'énergie lorsque le stock de glycogène est épuisé : en d'autres termes, les graisses commencent à être brûlées.

Le pourcentage de l'énergie fournie par l'oxydation des corps gras augmente selon la durée de l'exercice. Pour une course de 30 min, le pourcentage est de 10 % ; pour une course de 2 heures, le pourcentage passe à 30 % ; au-delà de 3 h 30 d'exercice, il atteint 60 %. Vos efforts seront récompensés... à vos baskets !

ANTI-GONFLETTE !

Pour éviter d'avoir du ventre et de se sentir ballonné, il faut manger lentement et calmement, en position assise, et éviter de parler en mangeant pour ne pas avaler trop d'air. On avale naturellement 2 à 3 ml d'air à chaque déglutition – ce qui représente en moyenne 3 à 4 litre par jour ! Autre précaution : prenez vos distances avec les aliments qui ralentissent la digestion et fermentent dans le côlon : fritures, plats en sauce, certains aliments comme le chou, les haricots secs ou les crudités en grande quantité.

Comment lutter contre la cellulite ?

↘ Un peu, beaucoup, énormément... comment s'en débarrasser ?

Une brève description s'impose : la cellulite est de la graisse composée d'adipocytes de grande taille agglomérés, localisée sur les genoux, l'abdomen, les hanches, la culotte de cheval et la face interne des genoux.

Elle est souvent douloureuse au toucher (et surtout au palper-rouler), l'aspect peau d'orange révélant les compartiments graisseux sous la peau. Ces amas graisseux froids sont des zones hypovascularisées peu sensibles à un traitement médical et nutritionnel.

En surnombre, les adipocytes compriment les vaisseaux sanguins et lymphatiques, diminuent la circulation et laissent échapper eau et toxines épaississant alors le tissu conjonctif sous-cutané. L'élasticité des fibres est atteinte et les cellules avoisinantes emprisonnées dans cet amalgame d'eau et de déchets prennent un aspect peau d'orange.

La cellulite a tendance à s'accentuer lors des périodes de bouleversements hormonaux : syndrome prémenstruel, puberté, grossesse et ménopause. Elle rime alors avec jambes lourdes, œdème des chevilles, rétention d'eau, varicosités.

Inutile de croire qu'un régime suffit : le régime le plus draconien ne peut venir à bout de la « culotte de cheval », il l'aggraverait même. En effet, cette graisse est beaucoup moins sensible au régime que la graisse masculine ; c'est pourquoi les femmes perdent plus facilement de la poitrine mais conservent leurs fesses et leurs cuisses alors que les hommes perdent facilement leurs poignées d'amour.

↘ Triste bilan... que nous reste-t-il pour lutter contre la fatalité ?

Il serait illusoire de croire que l'on peut se débarrasser entièrement de toute notre cellulite (même avec une liposuccion !). Il faut se rappeler que la graisse est un caractère sexuel secondaire de la femme et que son importance relève en partie d'un facteur génétique.

Lumière sur l'adipocyte

L'adipocyte est une grosse cellule dont la particularité est de contenir une ou plusieurs sphères de lipides représentant 80 % de son volume total. C'est donc un véritable réservoir à graisse.

Longtemps, on a considéré le tissu adipeux blanc comme un tissu amorphe. Depuis 1994 et la mise en évidence de la leptine, on sait que cette dernière est sécrétée par ce tissu adipeux et qu'elle informe en permanence le cerveau de l'état des réserves énergétiques de l'organisme, étant responsable en partie de la satiété et également de la fertilité. Le tissu adipeux est une partie intégrante des glandes endocrines.

Les adipocytes sont donc des réservoirs d'énergie sous la forme de triglycérides (représentant, chez un homme de 70 kg, environ 15 kg !). Ils stockent aussi des vitamines liposolubles, du cholestérol et des polluants.

Les sucres et les lipides des aliments accèdent aux adipocytes par la circulation sanguine. Les adipocytes les transforment en graisse, leur taille augmente et, évidemment, plus on mange, plus leur taille augmente. Les réserves des adipocytes sont libérées lors d'un régime ou d'un exercice physique et leur volume diminue alors. Les adipocytes peuvent s'accroître en taille (hypertrophie), mais aussi en nombre (hyperplasie), et ceci tout au long de la vie.

Mauvaise nouvelle : en cas d'amaigrissement, la taille des cellules diminue mais pas leur nombre ; c'est sans doute pourquoi il est difficile de rester mince après avoir maigri. En effet, les lipides en excès dans notre alimentation ne stimulent pas leur oxydation mais se comportent comme de puissants facteurs adipogéniques – ce qui entraîne la mobilisation de préadipocytes (qui sont des cellules dormantes). Ce processus est irréversible, seule la taille de ces cellules pourra varier. L'excès d'acides gras poly-insaturés de type oméga 6 (huile de tournesol, de germe de blé) est particulièrement redoutable pour ce processus. Enfin, tout adipocyte fragilisé est immédiatement remplacé par un adipocyte plus vaillant, prêt à stocker de façon optimale.

En revanche, la cellulite est aussi multifactorielle, c'est aussi un problème de gras, d'eau et de peau, favorisé par des facteurs secondaires comme l'hérédité, les hormones, le stress, l'alimentation et le manque d'activités physiques.

Question alimentation, il est certain qu'une surabondance d'aliments gras et salés favorise et aggrave la rétention d'eau et les capitons.

Question hygiène de vie, un abus d'alcool, de tabac ou une sédentarité importante provoque un relâchement des tissus, une mauvaise circulation veineuse et une perte de tonicité musculaire, autant de facteurs favorisant la cellulite.

Il ne vous reste plus qu'à prendre des mesures, c'est-à-dire à faire des choix judicieux en matière de diététique et à vous construire des muscles pour ne pas céder trop de terrain à la cellulite. Si l'addition de ces mesures répressives ne fera pas disparaître votre cellulite du jour au lendemain, elle pourra s'avérer très efficace sur l'aspect peau d'orange et sur la tonicité en général.

Les meilleurs sports anti-cellulite sont ceux qui font travailler en priorité les muscles des cuisses et les fessiers : bicyclette, marche, roller, gymnastique, sans oublier la natation, l'aquagym et les sports d'endurance qui sculptent la silhouette et font fondre la graisse globale.

↘ Qu'en est-il des crèmes amincissantes et autres méthodes ?

Il ne faut pas s'attendre à des miracles et mettre tous ses espoirs dans ces produits ou méthodes vantés par la publicité. Mis à part la chirurgie, ce n'est pas en traitant la graisse localement que l'on s'en débarrasse.

Les crèmes dites « amincissantes » sont davantage des produits de beauté que des traitements anti-cellulite. Appliquées matin et soir, elles diminuent sans doute la couche de graisse de quelques millimètres, mais c'est surtout le massage pratiqué lors de l'application qui améliore l'aspect et la structure de la peau.

Un espoir toutefois : des nouvelles crèmes stimuleraient la sécrétion de leptine (l'hormone de la satiété) par les adipocytes. Ces crèmes font l'objet de nombreux travaux : affaire à suivre. Pour un effet anti-relâchement, faites régulièrement un gommage, massez-vous en vous servant d'un gant de crin ou pratiquez la douche « écossaise » (jet chaud suivi d'un jet froid) pour activer la circulation.

↘ Et les massages et drainages lymphatiques ?

Le drainage lymphatique est souvent présenté comme la panacée de la lutte anti-cellulite. Mais s'il a pour but d'améliorer la circulation lymphatique dans les tissus, son action est surtout médicale. Il est utilisé après certaines opérations comme celles du cancer du sein (pour dégonfler les œdèmes provoqués par la chirurgie). Il n'est pas remboursé par la Sécurité sociale dans le cadre d'un traitement de confort. Son efficacité sur la cellulite n'est pas démontrée, même s'il est censé jouer un rôle sur l'œdème qui accompagne parfois la cellulite.

En revanche, il existe un appareil, le Cellu-M6, qui, appliqué sur les zones cellulitiques, provoque par aspiration un palper-rouler irréalisable par la main du kiné. Ce palper-rouler favorise l'oxygénation des tissus et amoindrit l'aspect peau d'orange. Les résultats sont là, à raison de deux séances par semaine pendant environ 5 semaines, avec à la clé des séances de consolidation une fois par semaine pendant 4 à 5 semaines. Malheureusement, dès que vous arrêtez les séances, tout revient. Donc c'est un traitement à vie... et une rente pour certains !

En tout état de cause, soyez pragmatique, patiente et tenace, seul un plan à long terme reposant sur une bonne hygiène de vie a des chances de réduire vos disgrâces locales.

↘ Les anti-cellulite

- **L'eau :** boire au moins 1,5 l/jour pour prévenir l'engorgement des tissus.
- **Les aliments diurétiques :** introduire dans les menus asperge, céleri, courgette, pissenlit, navet, cresson, oignon, concombre, persil, fenouil, pour favoriser la fonction rénale et éliminer les toxines.

VOS ALLIÉS CONTRE LA CELLULITE

Certains nutriments sont de véritables armes contre la cellulite : **l'iode,** à cause de son importance dans le bon fonctionnement de la thyroïde ; **le zinc et le sélénium,** pour leur pouvoir antioxydant ; **la vitamine F (acides gras essentiels),** pour l'intégrité et la souplesse de membranes cellulaires ; **la vitamine P (anthocyanes des fruits rouges),** pour ses propriétés sur l'élasticité des vaisseaux sanguins ; **les vitamines A, C et E,** pour leur action antioxydante.

• **Les aliments riches en fibres :** améliorez votre transit intestinal en consommant des légumes verts, des fruits frais et des céréales complètes.

• **Les glucides complexes :** mangez des pâtes, du riz et des légumes secs pour entretenir votre glycémie ; ne craquez pas sur ce qui fait enfler les cellules adipeuses.

• **Les aliments riches en acides gras poly-insaturés :** servez-vous des huiles de tournesol, de colza, de maïs ou de pépins de raisin pour entretenir vos vaisseaux sanguins et régénérer vos tissus.

• **Les protéines :** mangez des poissons, des laitages et des viandes maigres pour venir au secours de vos tissus conjonctifs et de la tonicité de vos muscles.

↘ Les pro-cellulite

• **Les aliments riches en sucre :** pâtisseries, confiture, sucre en morceaux et autres gâteries favorisent la fabrication des graisses de réserve.

• **Les excitants :** alcool, tabac et café entretiennent avec enthousiasme la cellulite.

• **Les aliments et les eaux riches en sodium :** trop de sel, de fromages, de charcuteries, de beurre salé, de biscuits apéritifs et d'eaux dont la teneur en sodium dépasse 100 mg/l entraînent de la rétention d'eau.

• **Les régimes stricts :** ils aggravent irrémédiablement la cellulite et l'aspect peau d'orange.

• **Les aliments riches en acides gras saturés :** charcuteries, plats en sauce, viandes grasses induisent de la graisse en excès et des capitons disgracieux.

SOIGNEZ VOTRE CELLULITE ET PEAU EN MÊME TEMPS !

Essentielle pour avoir une belle peau à l'aspect velouté et prévenir la cellulite, c'est la vitamine C ! En effet, son rôle est de combiner les structures fibreuses pour former du collagène. Le collagène est quasiment indestructible, sauf chez les grands fumeurs qui ont des ridules sur la lèvre dues à une rupture du collagène, la vitamine C étant monopolisée pour filtrer les goudrons et la nicotine.

Comment éviterla sensation de jambes lourdes ?

↘ À quoi sont dus les troubles circulatoires ?

Le surpoids expose les jambes à bien des maux. Qui ne rêve pas de belles jambes minces, lisses et fuselées ? Pourtant, seule la génétique semble apte à pourvoir des jambes de rêve. En revanche, on peut entretenir son patrimoine, quel qu'il soit, et prévenir les disgrâces avant qu'elles ne surviennent.

Avant d'en arriver aux varices et à la redoutable phlébite, on peut agir dès les premiers signes. Les ennuis commencent par la sensation de jambes lourdes, due à des troubles circulatoires et plus particulièrement veineux. En effet, le réseau veineux a pour mission de remonter le sang jusqu'au cœur. Il est chargé de toxines et de gaz carbonique et appauvri en oxygène. Toutes les veines des membres inférieurs sont munies de petites valves pour s'opposer au reflux sanguin vers le bas. Ce sont les contractions cardiaques qui produisent un effet d'aspiration ascendante et surtout les contractions musculaires qui permettent au sang de remonter vers le haut.

Tout ce qui s'oppose à la contraction musculaire empêche cette remontée et favorise la stagnation qui, elle-même, dilate la veine. Il se crée alors une hypertension veineuse due à un effort particulier pour assurer ce retour du sang : les parois des vaisseaux se dilatent, cette remontée de sang riche en gaz carbonique a tendance à stagner, provoquant le gonflement des membres inférieurs.

Cet œdème peut être dû à l'influence des hormones, certaines femmes subissant un œdème localisé dans les chevilles et les jambes en raison d'un déséquilibre engendré par la pilule ou un traitement hormonal de substitution. Il faut en parler à votre médecin pour qu'il change votre THS ou qu'il vous prescrive un médicament veino-tonique si nécessaire.

↘ Comment renforcer sa tonicité veineuse ?

Des mesures simples et de bons réflexes au quotidien permettent de prévenir ou d'atténuer l'engorgement des membres inférieurs, en facilitant l'irrigation des tissus. Il s'agit d'abord du sport, un précieux allié pour renforcer la tonicité, en particulier les sports d'endurance comme la natation, le ski de fond, le vélo et la marche. Les sports « sautés » (squash, tennis...) sont à éviter car ils sont plus traumatisants pour les jambes.

↘ Des acides gras, des fibres, de l'eau...

L'alimentation joue également un rôle essentiel, les problèmes de poids étant souvent associés aux jambes lourdes. Maigrir améliore alors considérablement les choses. Mettez en outre toutes les chances de votre côté en privilégiant certaines catégories d'aliments comme les acides gras poly-insaturés (huile et margarine au tournesol, maïs et pépins de raisin) qui favorisent le bon fonctionnement des membranes des vaisseaux sanguins. Consommez des fibres pour le transit intestinal, la constipation étant responsable d'un blocage de la circulation sanguine au niveau du bassin ; de la vitamine E (germe de blé, levure) qui renforce les capillaires et protège la peau grâce à son puissant pouvoir antioxydant. Et bien sûr, limitez le sel qui favorise la rétention d'eau et buvez 1,5 l d'eau par jour pour faciliter l'élimination rénale.

DES PRÉCAUTIONS SIMPLES

• Évitez la chaleur qui provoque et aggrave la lourdeur des jambes. Ne prenez donc pas de bains trop chauds qui contractent les veines, ni de bains de soleil prolongés.
• N'entravez votre circulation sanguine en portant des vêtements trop serrés, des talons trop hauts et en croisant trop souvent les jambes.
• Évitez de rester trop longtemps debout ou assise, et, pour en finir avec la lourdeur, surélevez vos jambes dès que vous en avez l'occasion.
Offrez-vous des collants de maintien (il en existe de très discrets et seyants) qui exercent un massage doux et stimulent la circulation.
• Dernier conseil : relaxez-vous, le stress (encore lui !) fait gonfler de partout.

Est-il vraiment indispensable de se mettre au sport ?

↘ Tout à fait indispensable !

Il ne s'agit pas de se tuer à la tâche ou de devenir un ou une pro du bodybuilding mais de prendre soin de son corps, d'être à l'écoute de ses besoins physiologiques et se faire plaisir.

Faire du sport est difficile pour la plupart d'entre nous : pas le temps, pas le goût. Aucune de ces raisons ne tient, le propos est de bouger au quotidien, pas de pratiquer un sport à contrecœur ! Vous ne perdrez pas de poids d'une façon spectaculaire mais, au moins, vous conserverez votre poids de croisière.

Si vous prenez l'habitude de marcher au moins 30 mn par jour, d'emprunter l'escalier plutôt que l'ascenseur, de multiplier les activités annexes – ménage, jardinage, balades à thème pendant le week-end –, vous pouvez espérer perdre du poids car une masse musculaire développée a tout pour plaire.

↘ La preuve par cinq.

• On maigrit plus rapidement avec une masse musculaire importante car on brûle des calories supplémentaires, même au repos. Sans bouger, l'organisme consomme de l'énergie pour son maintien à la bonne température, pour la respiration, la circulation, les battements du cœur, le renouvellement des os, la sécrétion hormonale, soit en tout 60 à 70 % des dépenses totales en énergie sur 24 h. C'est ce qu'on appelle « le métabolisme de base ou dépense énergétique de repos ». Les muscles jouent un rôle important dans ce processus proportionnellement à leur poids. Plus on est musclé, plus on dépense de calories au repos et bien sûr à l'effort : il faut bien porter son propre poids, cessons donc de dire qu'un obèse ne fait pas de sport !

• En revanche, pour une perte de poids de 10 %, la dépense énergétique baisse dans le même temps de 15 % – ce qui oblige à bouger de plus en plus sa masse musculaire et donc sa dépendance énergétique et ainsi permettre la stabilisation pondérale. Les besoins de la masse grasse au repos sont bien inférieurs à ceux des muscles : 5 à 6 cal par kg de masse grasse contre 30 cal pour 1 kg de muscles. C'est dans les muscles que les graisses se consument !

• Le sport est bon pour enrayer les maladies cardiovasculaires. Les Américains considèrent qu'il faut faire environ 30 mn par jour de marche à pied, c'est l'une des meilleures protections, avec l'arrêt du tabac, du risque cardiovasculaire global.

• Si le sport permet un amaigrissement global, il procure un autre bénéfice et non des moindres : il galbe la silhouette. Il est tout à fait possible de modeler ses formes selon le sport pratiqué et de réduire ses réserves de graisses localisées à certains endroits, même s'il est vrai que le sport est plus efficace pour réduire la bedaine que la cellulite. À vous de choisir le type d'exercice qui vous convient : sport en salle pour augmenter le volume des muscles, natation pour affiner les cuisses, vélo pour muscler les fessiers, ou danse de salon pour avoir un port de reine et des jambes en acier.

• Les autres avantages du sport sont, bien sûr, ses effets bénéfiques sur la santé et son incontestable action anti-vieillissement (voir plus loin).

Toujours pas convaincue de l'utilité de pratiquer un sport ? Faites un bilan de vos dépenses énergétiques, vous serez peut-être surprise de constater que vous êtes une sédentaire qui s'ignore. Un petit effort supplémentaire pourrait bien changer la façon dont vous envisagez de maigrir.

DU CŒUR À L'OUVRAGE

• Votre pouls est inférieur à 55 battements/minute : vous avez un vrai cœur de sportif !
• Votre pouls est entre 55 et 65 battements/minute : votre cœur est bien entraîné, continuez !
• Votre pouls est aux environs de 70 battements/minute : vous êtes dans une bonne moyenne, vous pouvez encore l'améliorer.
• Votre pouls est supérieur à 80 battements/minute : rythme trop élevé ; vous êtes trop sédentaire ou consommez trop d'excitants (café, tabac...).
• Votre pouls est supérieur à 90-100 battements/minute : vous faites de la tachycardie, consultez un médecin.

Bilan d'action : où en êtes-vous ?

Déterminez votre bilan « dépenses »

Additionnez les deux résultats de ce test (total A + total B) pour obtenir vos dépenses énergétiques moyennes de la journée.

Test A

Calculez vos dépenses énergétiques au repos. Le résultat obtenu au test A correspond à votre métabolisme de base.

Entre 30 et 50 ans, multipliez votre poids (en kg) par 20 = ... kcal. Si vous avez un surpoids important, remplacez le poids par la taille en cm – 100 ; par exemple, si vous avez une taille de 1,70 m : 170 – 100 = 70

Test B

Combien brûlez-vous en bougeant ? Estimez la durée de vos différentes activités (tableaux page suivante) et tenez compte de votre emploi du temps de la semaine et de celui du week-end.

Évaluez ce temps sur plusieurs journées et divisez le résultat obtenu par le nombre de jours. Le total B est la somme en calories de vos dépenses physiques.

Ce résultat est une estimation moyenne mais il permet de vous rendre compte si vous êtes très sédentaire, modérément active ou très active, et de prendre les mesures qui s'imposent pour vous aider à perdre du poids. Si vous totalisez moins de 1 800 cal, il est indispensable d'augmenter vos activités physiques et de vous mettre à un sport pour maigrir sans être obligée de vous affamer. Autour de 2 000, vous êtes dans la moyenne mais, pour optimiser votre amaigrissement, il vous faudra dépenser plus en bougeant plus.

Activités sportives (en kcal pour 30 min)	
Aérobic	300
Danse (en moyenne)	150
Équitation	100 à 400
Gymnastique douce	100
Gymnastique avec altères	175
Jardinage	70
Jogging	
modéré	250
intensif	350
Natation	
brasse	200
crawl	375
Planche à voile	250
Ski	
alpin	300 à 900
de fond	600 à 900
Squash	300
Tennis	
en simple	400
en double	175
Tennis de table	50 à 150
Vélo	200 à 700
Voile	250

Activités quotidiennes (en kcal pour 30 min)	
Faire sa toilette	40
Se reposer ou regarder la télévision	10
Rester debout	15
Monter les escaliers	180
Conduire sa voiture	30
Prendre un repas (digestion)	75
Faire ses courses	40

Marcher	
tranquillement	50
à un rythme normal	60
rapidement	90
Faire le ménage	50
S'occuper de jeunes enfants	50
Travailler sur ordinateur ou taper à la machine	28
Activité professionnelle	
modérée	40
moyenne	100
intense	200

↘ À votre calculette !

Si vous voulez être vraiment précise dans le calcul de votre métabolisme basal, utilisez la formule de Harris et Benedict em-ployée par le corps médical pour calculer la dépense énergétique de base au repos (DER).

La DER augmente linéairement en fonction du poids et autres variations individuelles comme le sexe, l'âge, la taille, la situation hormonale (il faut éliminer tout trouble de la thyroïde) et le niveau des apports énergétiques antérieurs.

- **Pour les femmes :** DER (kcal/jour) = 655,1 + (9,6 x poids) + (1,8 x taille) - (4,7 x âge)
- **Pour les hommes :** DER (kcal/jour) = 66,5 + (13,2 x poids) + (5,0 x taille) - (6,8 x âge)

Le niveau de précision de ce type d'équations est de l'ordre de 15 % – ce qui peut se révéler important pour fixer la ration minimale quotidienne calorique d'un individu.

Le but premier du sport n'est-il pas d'abord de brûler des calories ?

Certes, avec le sport, on joint l'utile à l'agréable : brûler 400 calories par jour grâce au sport a le même effet qu'un régime où l'on mangerait 400 calories de moins. Mais pour brûler, il faut choisir un sport d'endurance et bouger longtemps, au minimum 30 mn par séance, 45 mn à 1 h dans l'idéal et ceci 3 fois par semaine, pour être sûr de réduire son tissu adipeux. La régularité est primordiale. Seul un sport en aérobie (c'est-à-dire en respirant) et durant plus de 20 mn d'affilée sera actif sur la réserve de gras en puisant au-dedans sa source d'énergie (les corps gras ne peuvent être oxydés qu'en présence d'oxygène).

↘ Entraînez vos muscles !

C'est une évidence, les muscles ont besoin d'être stimulés pour se développer et ensuite récupérer pendant les pauses. Au début, ils consomment du sucre puis réquisitionnent les lipides engrangés dans le tissu adipeux. Un corps entraîné brûle plus de graisses que de sucre : par exemple, un marathonien brûlera 80 % de graisses contre 10 % de sucre, soit 10 cal lipidiques quand une personne non entraînée n'en brûle que 2. En effet, les muscles peu entraînés ont perdu leur aptitude à brûler les graisses car les enzymes brûleuses de graisses finissent par être éliminées lorsqu'elles sont inutilisées. Heureusement, le phénomène est réversible mais le succès passe par la constance.

Courez (ou faites une autre activité sportive) au moins trois fois par semaine et vos muscles vont à nouveau produire ces fameux brûleurs.

↘ Régularité et intensité sont payantes

Le sport réduit la graisse si l'on prend en compte non seulement sa fréquence mais aussi sa durée et son intensité, qui ne doit être ni trop basse ni trop élevée. Il s'agit aussi de s'assurer un effort d'une certaine intensité ; en effet, à partir d'un certain nombre de pulsations cardiaques par minute, l'organisme passe à la combustion des graisses. Pour savoir si vous êtes dans la phase « brûle-gras », vérifiez votre fréquence cardiaque : elle doit être égale à 2/3 de votre fréquence cardiaque maximale, obtenue en soustrayant votre âge à 220. Par exemple, vous avez 40 ans, votre fréquence cardiaque maximale est donc de 220 – 40 = 180 battements/minute. Quand votre cœur bat à 120 (soit 2/3 de 180), vous êtes dans la bonne phase.

Vous pouvez également prendre votre pouls au doigt (mais ce n'est pas toujours pratique en faisant du sport) ou utiliser un cardiofréquence-mètre qui sonnera à chaque fois que vous passerez de la combustion du sucre à celle des graisses.

↘ Vive l'hormone de croissance !

On pense aussi que la perte de la masse grasse au cours de l'exercice serait due à une augmentation de la sécrétion de l'hormone de croissance (GH) et de la testostérone qui favoriserait l'utilisation des graisses par les muscles. Il n'y a rien d'extraordinaire à produire ces hormones, nous en avons tous, mais leur quantité baisse au fil des ans, surtout pour l'hormone de croissance. Le seul remède : entretenir ses muscles !

À SAVOIR

Le sport diminue l'appétit dans les premières heures qui suivent sa pratique (si elle est intense), probablement par un effet positif sur le stress, la sécrétion d'adrénaline et l'augmentation de la température corporelle.
Autre bonne nouvelle : une personne forte perd plus de poids en faisant du sport – elle a plus de poids à transporter, donc brûle plus de calories.

Quels sont les bienfaits du sport sur la santé ?

Le sport protège-t-il des maladies cardiovasculaires ?

La réponse est évidemment oui ! Les sédentaires sont considérés par le corps médical comme des sujets à risque cardiovasculaire.

Bien sûr, il existe des facteurs de risques non modifiables comme l'âge (à partir de 50 ans pour les hommes et de 60 ans pour les femmes), le sexe masculin, l'hérédité d'accidents cardiovasculaires.

Mais il existe aussi des facteurs modifiables comme le tabagisme et la sédentarité.

Qu'appelle-t-on exactement « sédentaire g ?

Si l'on décompose la dépense énergétique de chacun, on note :

- la présence de la dépense énergétique de repos, représentant 60 % de la dépense énergétique totale (chez un sédentaire) ;
- la thermogénèse d'adaptation au froid ;
- la thermogénèse induite par l'assimilation des aliments à la suite d'un repas (10 % environ) ;
- la dépense liée à l'activité physique (30 % environ).

Seul ce poste est influençable, c'est celui qui permet de conduire à bien un amaigrissement. Chez un sportif, la dépense dégagée par l'activité physique peut atteindre 50 % contre 30 % chez un sédentaire.

Être sédentaire, c'est avoir un comportement passif, préférer l'ascenseur à l'escalier, la télévision à la marche à pied, la console de jeux à la sortie du chien. Piètre consolation pour les sédentaires, le *fidgeting* décrit par les Anglo-Saxons, c'est-à-dire les mouvements de croiser et décroiser les jambes, de mastiquer du chewing-gum (sans sucre !), a été estimé à une dépense d'environ 100 à 800 kcal/jour.

↘ Faire des efforts, d'accord, mais lesquels ?

On distingue trois types d'efforts, qui induisent chacun des réactions du corps différentes :

- les efforts dynamiques ou mouvements alternés avec respiration libre (tennis, jogging, ski de fond) ;
- les efforts statiques ou contractions musculaires soutenues avec respiration bloquée ou freinée (haltérophilie, judo...), en fait les sports qui exposent aux accidents cardiovasculaires ;
- les efforts mixtes (mélange des efforts cités sus-jacents).

↘ Et pendant combien de temps ?

Un muscle qui travaille correctement se modifie pour une durée de trois jours, avant de reprendre sa forme initiale. Si une autre séance a lieu avant la fin des dits trois jours, on cumule les bénéfices, le muscle devient alors plus fort, plus résistant à la fatigue, plus grand consommateur d'oxygène, renforçant ainsi l'action du cœur et des poumons.

Pratiquez donc l'exercice deux fois par semaine. Son intensité devra être conduite à 50 % de vos capacités maximales et devra durer au minimum 15 à 20 mn ; en dessous, cela ne sert à rien.

Faire un effort vaut vraiment la peine car longue est la liste des bienfaits du sport sur la santé. Il ne fait aucun doute que l'exercice physique est un facteur de prévention indirecte de nombreuses maladies et qu'il ralentit le vieillissement prématuré.

JUGEZ-EN PAR VOUS-MÊME !

Bouger finit toujours par payer, quel que soit le temps mis pour parcourir une distance. Voici les dépenses en calories par type d'exercice :

- **Course de 100 m :** 50 kcal
- **Course de 1 500 m** : 140 kcal
- **Course de 10 000 m :** 750 kcal
- **1 h de gymnastique :** 300 à 400 kcal
- **1 h de musculation légère :** 600 à 800 kcal
- **Marche à 5 km/h :** 4,8 kcal/minute
- **Vélo à 9 km/h :** 3,2 kcal/minute
- **Jogging à 9 km/h :** 12 kcal/minute
- **Natation à 3,5 km/h :** 30 kcal/minute

↘ Bon pour le moral, bon pour la santé

Le sport pondère le poids. Or, le taux de graisse est aujourd'hui considéré comme un indicateur de santé. L'excès de gras expose aux maladies cardiovasculaires, surtout la graisse androïde, c'est-à-dire la bouée masculine, et aussi la graisse abdominale des femmes après la ménopause.

Cette graisse se loge autour des organes et provoque des dépôts dans les artères.

La pratique sportive diminue le risque d'obstruction des artères du cœur en diminuant le « mauvais cholestérol » (LDL cholestérol) et, par là même, le risque de crise cardiaque et de mort subite.

Attention de ne pas tomber dans l'excès contraire : un pourcentage de gras trop faible n'est pas sans conséquences, surtout chez les femmes. Les rondeurs typiquement féminines au niveau des cuisses n'ont pas d'influence sur le risque d'accident cardiaque ; le sport à outrance entraîne la disparition des règles comme chez les anorexiques.

Même chose pour l'hypertension. Le sport en réduit le risque, les vaisseaux sanguins et les artères se dilatent mieux sous l'effet de l'alternance de la contraction- décontraction au sein des masses musculaires, entraînant une baisse de la pression artérielle, y compris au repos.

↘ Prévention, mais encore ?

Le sport freine également le processus de vieillissement, il ralentit le compte à rebours ! Le sport, c'est :

• Plus d'oxygène apporté aux tissus, et c'est plus de nutriments pour la peau qui, mieux irriguée, voit ses cellules augmentées de volume et prend un aspect plus ferme et une belle teinte rosée.

C'est aussi tout l'organisme qui profite d'une production accrue d'antioxydants, grâce à l'augmentation du glutathion, une substance qui piège les radicaux libres.

• Plus de sécrétions hormonales, et ce sont les œstrogènes des femmes qui augmentent pendant l'effort (exercice modéré), tout comme s'élèvent la testostérone des hommes ainsi que la production de l'hormone de croissance (d'autant plus importante que l'exercice est intense). L'hormone de croissance, comme son nom l'indique, favorise l'augmentation de la taille chez l'enfant mais sa production diminue nettement à partir de l'âge de 25 ans ; à 60 ans, son taux est proche de zéro. Or, le manque d'hormone de croissance pourrait être impliqué dans la dégradation corporelle. En effet, l'hormone de croissance facilite l'entretien des organes (le renouvellement cellulaire pouvant être comparé à une croissance permanente). Elle active la formation du tissu musculaire et brûle des graisses pour répondre à toutes ces fonctions.

• Plus de solidité osseuse. Les sportifs ont des os plus denses que les sédentaires, avec 10 à 30 % de calcium en plus – ce qui est loin d'être négligeable dans la lutte contre l'ostéoporose.

Si l'exercice n'augmente pas la masse osseuse – le capital osseux étant déjà construit à la fin de l'adolescence –, il freine la déminéralisation. Ce résultat est encore plus net chez les femmes qui prennent un traitement hormonal car l'exercice est encore plus efficace en présence d'hormones sexuelles.

LE SPORT, UNE PARADE AU VIEILLISSEMENT

Il est recommandé de brûler au moins 1 500 cal par semaine en faisant du sport pour ralentir le vieillissement. Pour atteindre ce chiffre fatidique, vous avez le choix entre 2 heures de natation, 3 h de tennis, 4 h 40 de marche à pied, 3 h 15 de vélo et 2 heures de jogging.

Le sport agit-il sur le mental ?

Le sport agit sur le mental car, à se muscler le corps, on se « muscle » aussi le cerveau !

L'exercice physique régulier améliore les fonctions cérébrales, la mémoire, la concentration, l'attention. Le sport procure à tout le corps, cerveau compris, un apport plus élevé en oxygène. Or, un cerveau mieux oxygéné est mieux irrigué. Cela favorise la synthèse des neurotransmetteurs qui interviennent dans la fonction intellectuelle en faisant mieux passer l'information d'une cellule nerveuse à l'autre.

Le sport a également une action bénéfique sur le métabolisme du glucose, carburant de base du cerveau dont dépendent les performances intellectuelles, tout comme sur les réactions cérébrales face au stress. En effet, le travail musculaire accroît la production d'adrénaline et de cortisol, les hormones du stress, une augmentation qui, paradoxalement, régule tout le système hormonal.

Bien sûr, on peut parfaitement combattre le stress en « se vidant la tête » mais les résultats obtenus avec le sport sont meilleurs. Pratiquez un sport qui correspond à votre tempérament, le choix ne doit justement pas être matière à stress.

Prenez des cours particuliers si vous redoutez de vous montrer débutante. Si vous êtes du genre pressée, inutile de vous ajouter des séances de sport entre 12 h et 13 h pour ne pas transpirer mille morts au cours de gym ! Le but est simplement d'acquérir plus de ressort et de dynamisme par l'effort musculaire pour qu'il vous procure une arme anti-stress dans la vie quotidienne.

Un esprit plus vif et un accroissement de l'énergie vitale peuvent même transformer une personne qui s'entraîne régulièrement. Les études scientifiques montrent que le sport calme les angoisses et chasse la dépression en augmentant les endorphines et la sérotonine, les hormones du bonheur. Or, ces hormones ont des effets à court terme, se traduisant par un sentiment d'euphorie, mais aussi à long terme car elles améliorent l'humeur générale et favorisent une attitude positive face à la vie.

Peut-on mincir en cure de thalassothérapie ?

↘ On a tout à y gagner !

La thalassothérapie a tout bon : on peut y guérir des traumatismes physiques, récupérer de sa fatigue et retrouver la forme ou bien se réconcilier avec son corps en démarrant un programme « minceur ».

Tout simplement, c'est aussi une façon de se faire chouchouter car l'eau de mer est bonne pour le corps. Elle est riche en minéraux et oligoéléments, potassium, calcium, magnésium, fer, sulfate et carbonate, composition très proche du plasma sanguin.

En bain, en massage ou en gommage, ces principes actifs passent la barrière cutanée et nourrissent l'organisme.

L'eau de mer est chauffée (à 34 °C environ) et utilisée pour l'ensemble des soins. Sous l'effet de la chaleur, les pores se dilatent et laissent pénétrer les minéraux. Utilisée à froid avec des douches, l'eau de mer est tonifiante et raffermissante.

↘ Une cure spéciale poids

Obésité ou surcharge pondérale minime, les centres sont de plus en plus nombreux à prendre en charge ceux qui ont des kilos en trop.

On vous apprend à changer (sans souffrir) vos habitudes alimentaires, à adopter une meilleure hygiène de vie, à bouger votre corps et à appliquer des soins qui le tonifient. Les forfaits « minceur » sérieux prennent en compte l'alimentation, la sédentarité, le mode de vie et le contexte psychologique de chaque curiste.

Tout d'abord, à l'arrivée, vous faites un bilan avec l'équipe soignante pour déterminer le rythme et la fréquence des soins, vous établissez un programme diététique et vous passez une visite médicale pour éventuellement fixer un objectif « minceur » si c'est le but de la cure.

Dans tous les établissements, un nutritionniste ou une diététicienne accompagne le curiste, on y dispense même parfois des cours de cuisine « minceur ».

↘ Comment se déroule une cure ?

Chaque jour, au saut du lit, buvez un premier verre. Vous devrez boire au moins 1,5 l d'eau par jour pour éliminer les toxines.

Puis c'est parti pour l'exercice physique, la gymnastique en piscine, les massages sous l'eau, les douches au jet, les applications de boue pour faire vibrer les masses graisseuses et décoller les cellules adipeuses.

Avec toutes ces techniques utilisant l'eau de mer, les effets sur la graisse sont multipliés, la pénétration des minéraux est encore plus forte et les échanges cellulaires sont meilleurs.

On passe ensuite aux soins secs avec des kinésithérapeutes : massages et drainages lymphatiques concentrés sur les zones cellulitiques afin de parvenir à un amincissement local progressif.

Ajoutez à cela des activités de plein air et des parcours santé et vous aurez à votre disposition tous les moyens pour réussir à mincir lors d'une cure de thalassothérapie.

↘ Qui paie quoi ?

La Sécurité sociale reconnaît le thermalisme en tant que soin, elle peut donc rembourser la cure à 65 % si celle-ci est prescrite pour une durée de 21 jours par un médecin généraliste ou spécialiste pour traiter une pathologie listée et agréée par le ministère de la Santé (par exemple, l'obésité). Cependant, les centres de soins sont ouverts à tous. Dans ce cas, la cure n'est pas remboursée mais les tarifs ne sont pas forcément déraisonnables.

PLONGEONS ANTI-CAPITONS

Tous les centres de remise en forme ont une piscine, profitez-en pour prendre des cours d'aquagym. C'est l'idéal pour affiner la silhouette, avant tout parce que tout corps plongé dans l'eau ne pèse plus que 20 % de son poids. On peut donc pratiquer l'aquagym, quels que soient ses capacités physiques et son passé plus ou moins sportif.
Par ailleurs, la pression hydrostatique améliore la circulation par un effet massant et qui dit meilleure circulation dit moins de capitons !

↘ Où faire sa cure ?

Le choix est vaste (la liste n'est pas exhaustive), il dépend du type de soins que vous souhaitez, de votre budget et aussi de vos goûts. Douceur ou coup de fouet ? À vous de décider :

• La Manche pour les envies de grand air très iodé. Les centres de Thalassa-le Touquet, Algothem-Deauville ou encore des Thermes marins de Saint-Malo proposent des cures minceur séduisantes.

• L'Atlantique, de la Bretagne au Pays basque, pour un climat tonique mais doux. De Thalassa-Quiberon à Hélianthal/Saint-Jean-de-Luz en passant par La Baule, vous avez le choix entre des dizaines de centres.

• La Méditerranée, douce et calme pour les personnes fatiguées. Thermes de Monte-Carlo et leur cure anti-cellulite, Porticcio en Corse, Thalacap aux Saintes-Maries-de-la-Mer ou Thalacap en Catalogne.

➔ À qui s'adresse la liposuccion (ou lipoaspiration) ?

↘ Faut-il maigrir avant de faire une liposuccion ?

On pourrait donner à la chirurgie esthétique en général la définition suivante : elle s'adresse à des patients en bonne santé pour supprimer un léger défaut ou embellir un état déjà satisfaisant. Le « passage à l'acte » (l'opération) est en un sens plus difficile puisque l'acte chirurgical ne comporte aucune nécessité médicale. D'une part, il est important de recevoir dans la période qui entoure l'opération un soutien psychologique pour aborder l'intervention et les suites opératoires avec la plus grande confiance. D'autre part, la chirurgie esthétique satisfait une demande de changement physique à condition que cette demande soit dans les limites du raisonnable.

Certes, la liposuccion est l'intervention la plus demandée en chirurgie esthétique et la plus pratiquée dans le monde entier mais il ne faut pas pour autant se faire d'illusion : ce n'est pas une chirurgie de l'amaigrissement ni un moyen de perdre du poids mais un moyen de redessiner drastiquement la silhouette.

Les problèmes de poids en eux-mêmes doivent être réglés avant l'acte chirurgical. Il est recommandé de perdre 50 à 70 % du surpoids avant l'opération. En effet, le chirurgien ne peut enlever sans risque plus de 4 l de graisse au cours de la même opération. 4 l, c'est la quantité de graisse prélevée sur une femme qui s'habille en 42/44 pour lui faire perdre une à deux tailles – déjà pas mal !

Sachez que la lipoaspiration ne traitera pas la peau d'orange et ne changera pas l'aspect de la peau elle-même. Toute irrégularité superficielle présente avant l'intervention persistera. La lipoaspiration peut être complétée dans le même temps opératoire par un lifting des cuisses et/ou une plastie abdominale. Dans tous les cas, la graisse enlevée ne reviendra pas aux mêmes endroits en cas de reprise pondérale mais, d'après des études récentes, se localiserait en profondeur en intra-abdominal, ce qui dégrade l'état de santé. D'où l'importance de maintenir ultérieurement son poids stable.

↘ Quelles sont les indications de la liposuccion ?

L'indication idéale de la liposuccion concerne les patientes à la peau tonique. Il n'y a pas réellement de limite d'âge, tout dépend de l'élasticité de la peau, cette dernière pouvant être diminuée par les expositions prolongées au soleil et par un important tabagisme. Après 55 ans, on ne fera pratiquer l'opération que si la peau a un aspect parfaitement satisfaisant.

Cette opération s'adresse aux femmes qui présentent des zones de graisse bien localisées, génétiquement déterminées, et pour lesquelles le régime reste inefficace. Les résultats sont définitifs à condition de respecter une certaine hygiène de vie et d'avoir une alimentation équilibrée, de façon à ne pas faire augmenter le volume des cellules graisseuses qui restent. Ils peuvent cependant être remis en cause par une grossesse ou le vieillissement de la peau.

COMMENT TROUVER UN BON CHIRURGIEN ?

Il faut considérer l'aspect compétence mais aussi relationnel, faire fonctionner le bouche-à-oreille ou s'adresser au Conseil de l'ordre des médecins. Sur les 2 000 médecins pratiquant la chirurgie esthétique en France, moins de 500 seulement sont titulaires d'un diplôme officiel appelé « compétence », qui s'acquiert par apprentissage auprès de confrères expérimentés dans des services hospitaliers spécialisés.

N'hésitez pas à consulter plusieurs chirurgiens avant de prendre une décision car il n'y a pas que l'aspect technique à prendre en compte. De votre choix dépendra aussi la réussite de votre intervention sur le plan psychologique. Le chirurgien doit comprendre votre démarche, vos attentes et répondre à toutes les questions que vous pouvez vous poser. Une fois toutes ces informations connues, accordez-vous deux semaines de délai avant de prendre une décision finale. Sachez aussi que la chirurgie esthétique ne se pratique pas seulement dans des cliniques privées mais aussi dans les hôpitaux publics. Les délais d'attente y sont plus longs mais les prix moins élevés.

Dans tous les cas, un devis est impératif ; il n'implique aucun engagement de la part du patient ; un délai de 15 jours est impératif entre la remise du devis et l'intervention..

↘ Quel est le principe de cette opération ?

L'opération est pratiquée sous anesthésie locale en cas de lipoaspiration peu importante, ou sous anesthésie générale si elle porte sur plusieurs zones. L'anesthésie péridurale est contre-indiquée en raison des risques de phlébite et d'embolie.

Le chirurgien pratique de petites incisions discrètes de 2 à 3 mm de diamètre, souvent dissimulées dans les plis naturels de la peau. Il y introduit une canule creuse et fine qui va aspirer la graisse dans la région souhaitée. Cette technique est parfois associée à une dégradation de la graisse par ultrasons.

Le travail de va-et-vient de la canule doit être régulier pour assurer un travail harmonieux et homogène. L'amélioration de la technique par rapport à ses débuts vient surtout de l'utilisation de canules de plus en plus fines. Ce sont les grosses canules d'antan qui provoquaient l'aspect de tôle ondulée.

On peut aspirer presque tout, rien ne résiste à la lipoaspiration ! La technique peut s'appliquer à de nombreuses zones : ventre (poignées d'amour chez les hommes), hanches, jambes, culotte de cheval, bajoues, région sous-mentonnière, genoux, bras, face interne des bras, cou, bourrelets du dos. Dans certains cas, un lifting (on remonte et l'on retend) est associé à la lipoaspiration lorsqu'il y a de la peau en excès.

La durée de l'intervention et la profondeur de l'anesthésie varient de 1/2 à 2 h selon le nombre de zones à traiter. La majorité des chirurgiens aspirent rarement plus de 3 ou 4 l de graisse par intervention pour ne pas dépasser une durée opératoire de sécurité.

La sortie se fait généralement le lendemain avec une consultation de contrôle dix jours plus tard.

Il ne faut s'attendre à un résultat définitif qu'au bout de quatre mois, le temps de la rétraction cutanée, de la cicatrisation et de la disparition de l'œdème. Pas de miracle à attendre non plus en ce qui concerne les irrégularités de la peau. Présentes avant l'intervention, elles le seront après même si l'aspect cellulitique est diminué, la couche graisseuse étant répartie de façon plus homogène.

↘ Quelles sont les suites opératoires ?

La chirurgie n'est jamais un geste anodin, il existe des risques liés à l'anesthésie générale comme dans toute intervention ; de plus, la liposuccion, ça fait mal ! Même si la fin justifie les moyens, sachez que la douleur existe le premier jour, variable selon les personnes (on a l'impression d'avoir été roué de coups).

Quant aux complications, les plus fréquentes sont un œdème de la cheville, surtout chez les femmes qui reprennent rapidement le travail. Pour celles qui ont une fragilité capillaire, des taches bleues, jaunes et violettes impressionnantes peuvent apparaître. Les problèmes d'hématomes, d'infection, d'épanchement lymphatique ou de phlébite sont heureusement beaucoup plus rares.

Dans tous les cas, il faut porter une gaine ou un panty pendant deux semaines à un mois pour faciliter le « redrapage » cutané et limiter l'œdème postopératoire. Les suites opératoires du type « tôle ondulée » ne devraient normalement plus s'observer avec un médecin expérimenté, mais si des retouches étaient nécessaires, elles ne doivent pas être pratiquées avant quatre à six mois après l'opération.

Vous pouvez, si vous le souhaitez, reprendre le travail dans les 24 à 48 h après l'intervention.

Il est toutefois plus confortable de prévoir deux à quinze jours sur vos congés. La chirurgie esthétique étant une intervention de confort, les arrêts de travail ne sont pas pris en charge.

Et la plastie des seins ?

Quelles sont les indications ?

L'augmentation de la poitrine s'adresse à toutes les femmes désirant augmenter le volume de leurs seins, soit après des grossesses, soit parce qu'elles n'ont jamais eu un volume qui leur convienne, soit parce que les seins sont fatigués par l'âge, une perte de poids importante ou encore une succession de régimes yo-yo (particulièrement redoutables pour la poitrine).

La diminution, bien évidemment, s'adresse à des femmes ou des jeunes filles gênées par des seins trop volumineux. Les gros seins sont à la mode, certes, mais toutes les femmes ne le vivent pas forcément bien. De plus, au-delà de la gêne psychologique, il existe parfois un véritable problème physique avec l'apparition de douleurs dorsales. La réduction du volume des seins est alors une libération à double titre.

Il est indiqué d'opérer le plus tôt possible chez les adolescentes lorsque l'image du corps est très mal supportée et avant que des vergetures liées à des seins trop lourds n'apparaissent, la chirurgie ne pouvant les retirer ensuite que partiellement. On peut pratiquer l'opération dès l'âge de 14-15 ans (avec autorisation parentale et avis d'un psychiatre ou psychologue), la peau ayant alors une meilleure élasticité, permettant de réduire la longueur des cicatrices. *A contrario*, on peut aussi opérer les patientes âgées de plus de 50 ans qui sont gênées par une poitrine

---

LES QUESTIONS À SE POSER ET À POSER À SON CHIRURGIEN

Qu'il s'agisse de réduction ou d'augmentation mammaire, la chirurgie des seins s'est banalisée et connaît aujourd'hui son heure de gloire. Il est vrai que le volume d'une poitrine détermine la silhouette globale : pas assez importante et la silhouette n'est pas féminine, trop importante et les seins sont disproportionnés par rapport au reste du corps. Choisissez bien votre chirurgien et déterminez avec lui votre future poitrine pour éviter les mauvaises surprises. Il procédera à une simulation à l'aide de logiciels spécifiques ou tout simplement en plaçant une prothèse d'essai dans le soutien-gorge.

---

tombante et volumineuse (certaines femmes prennent de la poitrine à la ménopause).

↘ Quel est le principe de cette opération ?

Pour les augmentations mammaires, toutes les prothèses ont une enveloppe en silicone et sont remplies de sérum physiologique. Il existe des prothèses gonflables qui sont remplies au cours de l'intervention et des prothèses préremplies, déjà prêtes à l'emploi. Leur utilisation dépend du chirurgien et des cas à traiter.

La cicatrice postopératoire se situe en général dans la moitié inférieure de l'aréole du sein. La prothèse est placée derrière le muscle pectoral pour éviter les coques, permettre une surveillance radiologique correcte et ne pas empêcher l'allaitement. Parfois, la cicatrice se situe autour de l'aréole pour corriger une chute des seins. Lorsque l'on veut traiter une ptôse importante (chute des seins), il faut adjoindre d'autres cicatrices.

Le bilan préopératoire comprend une mammographie, un bilan de coagulation, un bilan cardiovasculaire, un rendez-vous préanesthésique et des photographies des seins. L'intervention est réalisée sous anesthésie générale en position demi-assise et dure 1 à 2 heures, selon les cas. On place des drains pour éviter les hématomes et un pansement en forme de soutien-gorge.

Pour les diminutions mammaires, l'intervention consiste à reconstituer une poitrine de volume et de forme normaux en enlevant l'excès de glande et de peau. Le sein reconstitué a une fonction normale (pas de problème pour allaiter ; sensibilité parfois atténuée, d'autant plus que le volume à réduire ou la ptôse sont importants). Les cicatrices se trouvent autour de l'aréole et en T inversé et sont visibles durant une à deux années. L'intervention dure environ 2 h sous anesthésie générale et nécessite 2 à 3 jours d'hospitalisation. Au début, les seins sont très hauts et gonflés, un peu en obus ; il faut attendre environ deux mois pour que la forme redevienne naturelle.

↘ Quelles sont les suites opératoires ?

Même principe pour la pose de prothèse que pour la diminution mammaire, il faut s'attendre à des douleurs de type tiraillement les deux premiers jours et une gêne pendant une quinzaine de jours. Les ecchymoses et les œdèmes sont peu importants et doivent normalement disparaître dans les quinze jours. L'hospitalisation dure de 1 à 3 jours ; il n'y a pratiquement plus de drains et, s'ils sont présents, il seront enlevé à la sortie puis on refait un pansement léger. Le port, jour et nuit, d'un soutien-gorge médical est prescrit pendant trois semaines. Ensuite le pansement est refait vers le 6e jour et les points enlevés vers le 12-15e jour. Il est important de porter le soutien-gorge le plus possible pendant les deux mois qui suivent l'opération, de mobiliser les prothèses plusieurs semaines et de masser les cicatrices pendant deux mois.

Le rejet d'une prothèse est tout à fait exceptionnel. En revanche, une diminution de la sensibilité cutanée (y compris le mamelon) est possible, surtout quand les prothèses sont de grande taille. Habituellement, cette diminution est transitoire.

Un arrêt de travail de 15 jours est recommandé mais il est possible de recommencer à travailler avant si le travail n'est pas physique.

Évidemment le résultat de telles opérations est immédiat, il va même en s'améliorant pour devenir définitif au bout de quelques mois. Les prothèses ne doivent pas se sentir à la palpation et l'on oublie vite leur présence (surtout pour les prothèses en silicone ; les implants remplis de sérum physiologique sont eux parfois palpables dans le sillon sous-mammaire et sur leur bord externe chez les patientes menues). Elles ont une longue durée de vie et ne demandent pas à être changées si tout va bien.

QU'EST-CE QU'UNE COQUE ?

La coque est la complication spécifique de l'opération des seins (dans 3 à 5 % des cas). D'une manière générale, lorsqu'on introduit un corps étranger dans l'organisme, il se crée une réaction inflammatoire qui aboutit à la formation d'une enveloppe très mince autour de ce corps ; il s'agit d'une réaction normale. Dans certains cas, cette enveloppe peut s'épaissir et rendre le sein plus ferme : c'est l'effet « coque ». Exceptionnellement, la coque peut aboutir à la déformation du sein et le rendre douloureux. Il faut alors intervenir à nouveau et changer la prothèse.

Conclusion

Mincir après 40 ans ? Vous avez tous les éléments en main, à vous de jouer ! Mais, dans la vie, rien n'est simple, tout est en nuance et tout est à reconstruire en permanence, minceur comprise. L'expérience vous l'a certainement appris, il est plus facile de perdre 3 kg à 20 ans que 2 à 40 ans. Un agenda bien rempli, des soucis en plus et l'on s'oublie parfois, on en oublierait même de se séduire soi-même. Ne vous jetez pas la pierre, ce n'est pas de la faiblesse, cela fait seulement partie des aléas de la vie. Mincir n'est pas une question de volonté car personne ne peut vivre sous la contrainte et faire un effort sur soi 24 h/24 – et d'ailleurs, dans quel but ?

Mincir n'est pas obligatoire, c'est avant tout un choix que vous pouvez parfaitement ne pas faire en décidant de vous assumer telle que vous êtes. En revanche, si vous décidez de mincir, il vous faudra faire le deuil de certains fonctionnements et habitudes mentales. Manger de bonnes choses mais renoncer à en manger trop, abandonner l'idée d'une minceur idéale et inaccessible et cesser de régler vos comptes avec vous-même par la nourriture.

Il vous faudra apprendre à repenser votre propre estime en prenant acte de vos sentiments et de vos émotions. Il faudra vous demander : « Au fond, qu'est-ce que je pense de moi-même ? qu'est-ce que je mérite ? » car après tout, pour être heureux, il faut d'abord se penser heureux.

Enfin, un jour vous serez prête et, sans aucun effort de volonté, vous changerez d'un instant à l'autre car vous saurez qui vous voulez être et ce que vous voulez être : mince ou ronde, voire plus qu'enveloppée, heureuse ou malheureuse, et bien d'au-tres choses encore. Vous saurez définir votre propre bien-être et le goûterez chaque jour, ce qui suppose de le vouloir, de le décider, d'en prendre le temps. Vous tiendrez compte des signaux que vous envoie votre corps car de son état dépend aussi votre bien-être. Au lieu de ressasser des pensées qui alimentent la souffrance et isolent, vous laisserez parler votre cœur et irez vers les autres. Alors, bien que la minceur ne sera sans doute plus votre préoccupation majeure, vous serez mince !

Pour l'éditeur, le principe est d'utiliser des papiers composés de fibres naturelles renouvelables, recyclables et fabriquées à partir de bois issus de forêts qui adoptent un système d'aménagement durable. En outre, l'éditeur attend de ses fournisseurs de papier qu'ils s'inscrivent dans une démarche de certification environnementale reconnue.

Imprimé en Allemagne par GGP Media GmbH, Poessneck,
en juin 2013
ISBN : 978-2-501-08926-5
4134706 / 01
dépôt légal : juillet 2013